自疗有方

足浴足疗
轻图典

臧俊岐 ◎主编

黑龙江科学技术出版社
HEILONGJIANG SCIENCE AND TECHNOLOGY PRESS

图书在版编目（CIP）数据

足浴足疗轻图典/臧俊岐主编.--哈尔滨:黑龙
江科学技术出版社，2018.4
（自疗有方）
ISBN 978-7-5388-9517-9

Ⅰ．①足… Ⅱ．①臧… Ⅲ．①足－按摩疗法(中医)－
图解 Ⅳ．①R244.1-64

中国版本图书馆CIP数据核字(2018)第015775号

足 浴 足 疗 轻 图 典
ZUYU ZULIAO QING TUDIAN

主　　编　臧俊岐
责任编辑　回　博
摄影摄像　深圳市金版文化发展股份有限公司
策划编辑　深圳市金版文化发展股份有限公司
封面设计　深圳市金版文化发展股份有限公司
出　　版　黑龙江科学技术出版社
　　　　　地址：哈尔滨市南岗区公安街70-2号　邮编：150007
　　　　　电话：（0451）53642106　传真：（0451）53642143
　　　　　网址：www.lkcbs.cn
发　　行　全国新华书店
印　　刷　深圳市雅佳图印刷有限公司
开　　本　685 mm×920 mm　1/16
印　　张　13
字　　数　120千字
版　　次　2018年4月第1版
印　　次　2018年4月第1次印刷
书　　号　ISBN 978-7-5388-9517-9
定　　价　39.80元

❧ PREFACE ❧

在进化过程中，人类区别于动物的最大特点是学会了直立行走，这直接导致了人体的压力基本都需要脚跟和脚来承担。俗话说："人有脚，犹如树有根。""树老根先枯，人老脚先衰，养生先养脚，养脚永不老。"《黄帝内经》里也说："跟者，本者，部位在下，皆经气生发之地，为经气之所出。"由此可见，脚对人体来说有多么重要。

足底是人体中最劳累、最辛苦的部位。对于全身来说，人体的足底含有丰富的末梢神经网，以及毛细血管、毛细淋巴管等，它与人体各个系统、组织、器官有着密切的联系。脚上存在着与人体各脏腑器官相对应的反射区，许多能够调节全身功能的经络和穴位也位于足部。"百病从寒起，寒从脚下生"。如果下肢的血液不畅通，会影响各脏腑器官的生理功能，那么就容易产生疾病。做好足部的保健，不仅可以强身健体、延缓衰老，还可以缓解身体的一些疾病，达到治疗的目的。

足浴和按摩保健主要是通过热水和药物的渗透作用，加上对人体双足的经络、穴位、反射区施以适当力度和手法的按摩刺激，达到调整脏腑虚实、疏经活血、调节机体功能、增强免疫力以及预防和治疗某些疾病的目的。长期进行足浴、足疗，不但可以保持脚部清洁，增强新陈代谢功能，提高对外来病原微生物的抵抗力，而且对心脏、大脑等器官都有好处。

中医认为，如果能坚持在睡前用热水洗脚，刺激足部反射区与穴位，可以祛病除邪，滋补元气。足浴在其他方面也有一定的优势，例如对于吃药困难的老人、孩子，足浴是个不错的选择，与中药内服法有异曲同工之妙，还能增进家人之间的感情。

本书是一本介绍足浴、足疗的书，运用图文的形式详细介绍了足部反射区和穴位的定位、功效、操作方法；并且按照不同的人群、不同的病症进行分类，介绍了不同病症的足浴和足部按摩方法，以帮助各类人群缓解病痛，让健康随手可得。

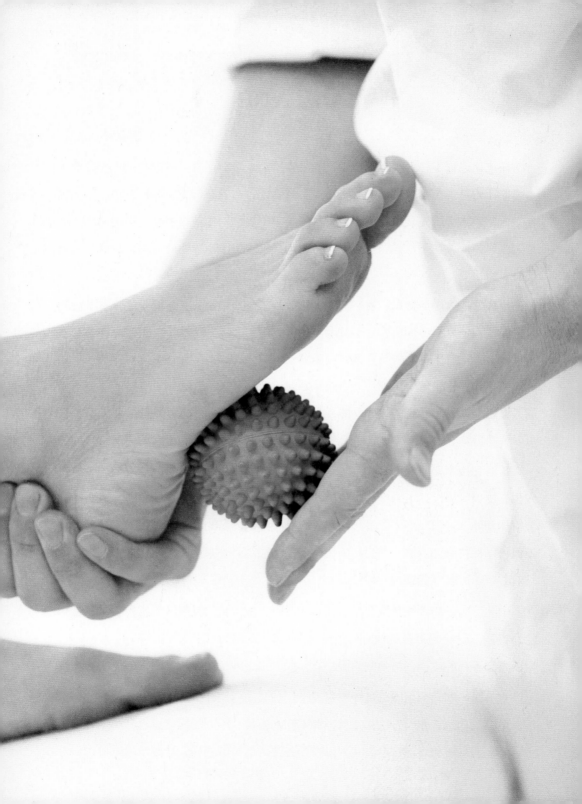

❧ Contents ❧

Part 1

知"足"常乐，了解人体健康特区 ◦

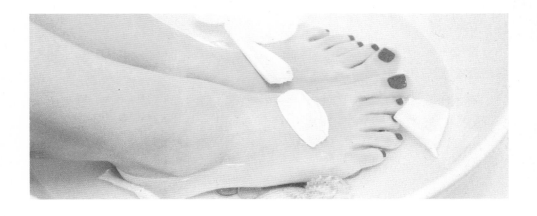

Part 2

泡脚亦有大学问，有备而行才有效

Part 3

足疗"地图"，常用足穴与反射区

足指部的穴位及反射区

足底部的穴位及反射区　056

Part 4

◦ 足疗纠正亚健康状态 ◦

Part 5

• 足疗防治小病小痛 •

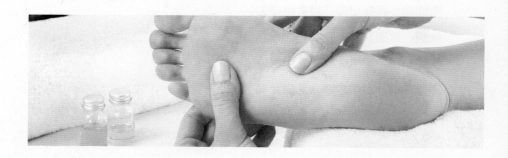

Part **6**

· 足疗调养慢性病 ·

Part **7**

· 足疗缓解妇科病症 ·

Part 8

。足疗缓解男科病症。

Part 9

。足疗缓解颈肩腰腿痛。

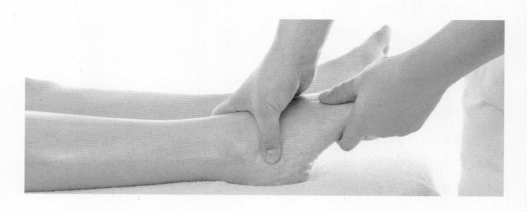

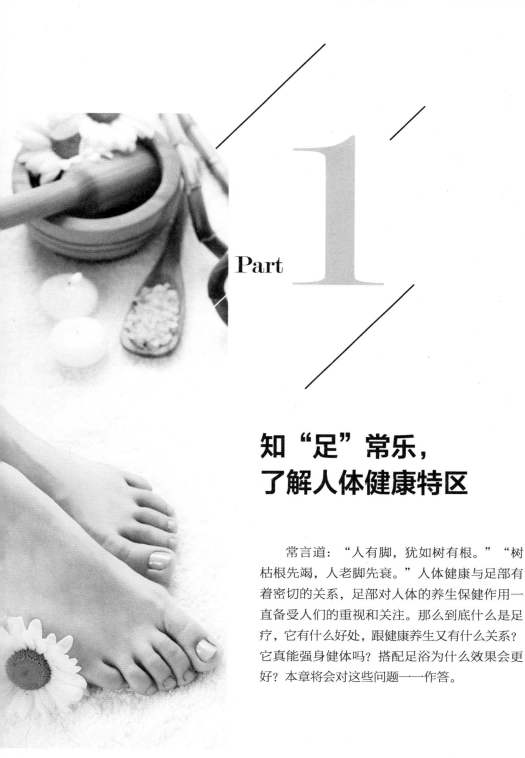

Part

1

知"足"常乐，
了解人体健康特区

常言道："人有脚，犹如树有根。""树
枯根先竭，人老脚先衰。"人体健康与足部有
着密切的关系，足部对人体的养生保健作用一
直备受人们的重视和关注。那么到底什么是足
疗，它有什么好处，跟健康养生又有什么关系？
它真能强身健体吗？搭配足浴为什么效果会更
好？本章将会对这些问题一一作答。

Foot

足——人体的"第二心脏"

足部具有穴位多、位置低、血液少的特点，素有"第二心脏"之称。由此可见，足部在人体上有着非常重要的地位。

心脏的主要任务是推动血液流动，带动全身血液循环，以供应身体各个器官和组织氧气和营养。而足部是整个人体大循环中的折返点。当血液运行到这时，又会重新走上返回心脏的道路。因此，足部需要像心脏一样来推动血液循环。

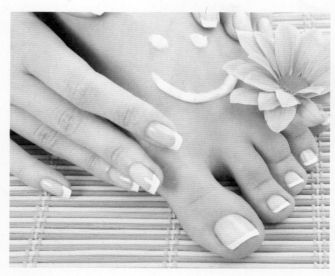

但是，血液从心脏流向足部是容易的，而从足部回流至心脏却是比较困难的。因为足部离心脏的距离最远，而且又处于人体的最低位置。所以这时候人体就非常需要足部的神经、肌肉、血管等来发挥其"第二心脏"的作用，帮助推动血液的运行，使之返回心脏。

足部与全身的脏腑器官有着非常密切的关系，足底有很多反射区和穴位，这些反射区、穴位与人体的脏腑器官相对应。刺激足底反射区和穴位有助于改善全身的功能，增强抵抗力，防治疾病。

具体而言，经常刺激足底反射区和穴位可改善足部血液循环，使之真正良好地发挥"第二心脏"的功能，即依靠下肢骨骼肌的张力增高和等长收缩来挤压下肢血管，迫使下肢静脉中的血液通过静脉瓣回流至心脏，使体内血管扩张、血流加速、血流量增加，从而促进器官组织新陈代谢，增强组织细胞活动。

1. 人体下肢的结构特点

人体下肢包括大腿、小腿、膝关节、踝关节、足等几部分。认识人体下肢的结构，有助于更好地保护它，为我们的健康服务。

2 。腿部的组织结构 。

　　腿是人体的重要运动器官，其表面有丰富的肌肉、血管、筋膜、韧带和神经，大腿和小腿则通过膝关节得以连接。

3 。构成膝关节的四个骨骼 。

　　在下肢的结构中，具有屈曲功能的膝关节是最重要的组成部分。膝关节是由大腿骨、胫骨、腓骨、膝盖骨四种骨骼所构成的。关节的周围，由所谓关节包的袋子所包裹，里面充满关节液。膝盖外侧的软骨就像海绵，利用恢复原状的弹性吸收营养素。

4 。下肢的肌肉 。

　　下肢的活动，离不开下肢肌肉的支配。大腿和小腿肌肉可以辅助膝盖弯曲或伸直，还能协助身体维持一定的姿势。但肌肉的力量会随着年龄增加而渐渐衰退，如果不注意保养，这些支撑着身体的重要肌力就会逐渐流失。

5 。踝关节的结构 。

　　踝关节是人体下肢的另外一个重要关节，由胫骨、腓骨下端的踝关节面和距骨滑车组成。胫骨下端向内和向下突出的部分称为内踝和后踝，腓骨下端的突出部分称为外踝，它们共同构成踝关节。

　　踝关节是参与人体负重的主要关节之一，其活动多，韧带多，关节面也多，很容易发生关节扭伤、韧带损伤、骨折或关节软骨损伤等，必须注意保护。

6 。足部的结构 。

　　人体足部由骨骼、关节、肌肉和结缔组织组成，有内侧纵足弓、外侧纵足弓、横足弓三个足弓，这三个弓共同支撑并维持着身体的平衡。一般而言，我们所说的扁平足就是指内侧足弓。

观足诊病，一足察上下

1。观足诊心脑血管病症。

★ 足拇指指腹发紫：说明大脑缺氧。

★ 足部颜色呈青绿色：说明体内血黏度高，酸度高，血管弹性差，这是血液循环不良的表现。

★ 足小指头上方有硬块，指压感觉很痛：要注意心脏及肝脏部位的保养。

★ 足拇指皮肤及皮下组织干瘪：说明极易患脑萎缩、脑动脉粥样硬化等疾病。

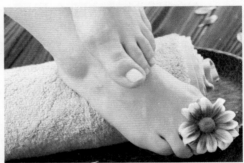

★ 俯卧时，双足足尖向左倾斜：提示左心或左腿有疾患。

★ 脚指甲常呈青色：可能患有心血管疾病。

★ 脚指甲呈紫色：往往是心肺患病的征象。

★ 脚指甲麻木：可能是心血管疾病所致。

★ 脚指甲按压后，不立即出现血色：多为心脏病的征兆。

2。观足诊肾与生殖病症。

★ 足部颜色苍白：大多是贫血、肾虚，其畏寒怕冷的症状明显。

★ 脚后跟中间有硬块：可能是卵巢、子宫、前列腺等内脏异常。

★ 足小指弯曲且僵硬：提示容易患前列腺炎、肾病、子宫异常。

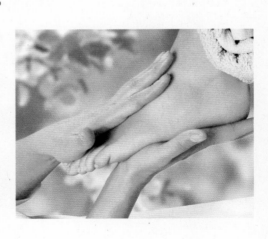

★ 脚指甲半白半红：可能患有肾脏疾病。

★ 脚指甲横贯白色条纹：要警惕慢性肾炎。

★ 脚掌灰白：多为肾亏。

★ 脚指甲呈黄色：提示肾脏有炎症。

3. 观足诊神经系统病症

★双足拇指干瘪无力：提示患有长期神经衰弱或失眠症。

★脚指甲扣嵌入肉或呈钩状：可能会有多发性神经炎、神经衰弱或脉管炎等症。

★脚指甲青紫透裂，直至甲顶：常常是脑卒中的先兆。

★脚掌皮肤发青：可能是静脉曲张或脑卒中先兆。

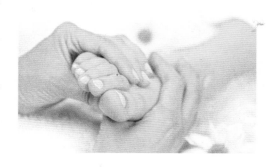

4. 观足诊肝、胆、脾病症

★足拇指指腹长有黑斑：提示胆固醇偏高。

★足拇指指腹为暗红色：多为血脂偏高。

★双脚第四指指根部的下方出现硬结：表明肝功能失调，容易患眼部疾病。

★足大拇指指尖纤细：表明肝脾功能失调。

★足大拇指过大而显得比例严重失调：提示性格大多都比较急躁、任性，且容易患肝病、糖尿病、脑卒中、神经痛等疾病。

★脚掌皮肤发黄：提示患有肝炎、脾病等。

★脚掌色青：多为肝郁、气滞、瘀血、静脉曲张。

★脚指甲动摇脱落：可能患有肝病。

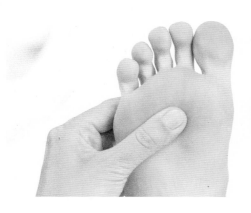
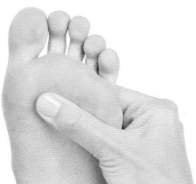

Foot

寒从脚下生，祛病先暖足

中医理论中的"六淫"主要是指风、寒、暑、湿、燥、火六种外感病邪，其中寒、湿有一个共同点，就是阴冷。寒邪最大的特点是凝滞，它会造成气血凝滞不通，以致肌肉、神经、血管等组织产生不同程度的收缩和痉挛，造成组织缺血缺氧，从而影响阳气与血液的传导、循环和运行。

足位于人体下方，属阴，而寒亦为阴邪，所以足是寒邪侵犯人体的主要途径之一，所以就有"寒从脚下起"的说法。

足部离心脏较远，血液的供应较少，而且足部的表面脂肪层较薄，保温能力较差，所以足部温度比较低。一般人的正常体温是 36.5℃左右，而指尖最低温度可达 25℃。

足部与上呼吸道黏膜之间存在着密切的神经联系，足底受凉可反射至上呼吸道，导致上呼吸道黏膜内的毛细血管收缩，抵抗力降低，各种细菌、病毒乘虚而入，从而导致疾病发生。

同时，寒邪犯足之后还会影响心脏，引起胃痛，造成宫寒，进而造成月经不调、行经腹痛，发生腰腿痛、阳痿等症。

在1300多年前，唐代医药学家孙思邈在《千金翼方》中就提出了"足下保暖"的说法，至今仍被人们奉为祛病延年的经验。所以说，想要身体不生病，重点在暖足。

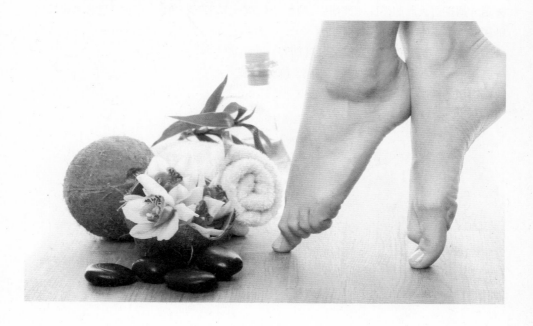

足浴暖身，保健祛病好方法

足浴俗称泡脚，它是一种通过水的温热作用及借助药液熏洗的治疗作用，达到透达筋骨、理气和血、强健体魄的疗养方式。

"春天洗脚，升阳固脱；夏天洗脚，暑湿可祛；秋天洗脚，肺润肠濡；冬天洗脚，丹田温灼。"这样的民间歌谣是人们对足浴推崇的真实写照。在历经了数千年演变的中华文明中，这一传统保健术的精华不仅被继承下来，而且得到了更大的发展。在当代，简单、有效、方便的健康理念正在逐步深入人心，越来越多的人更加崇尚自然健康的治病保健方法。随着药物不良反应的增多和药源性疾病的不断涌现，足浴这种绿色疗法也越来越受到大家的认可和欢迎。

1. 足浴的五大优点

◎**促进血液循环**。水的温热作用，可扩张足部血管，升高皮肤温度，从而促进足部和全身血液循环；同时热水足浴也使足部的血液流速和流量增加，改善心脏功能。

◎**促进新陈代谢**。由于血液循环量的增加，从而调节了各内分泌腺体分泌各种激素，如甲状腺分泌的甲状腺激素、肾上腺分泌的肾上腺激素等，能促进新陈代谢。

◎**消除疲劳**。人体感到疲劳时，首先出现足部血液循环不良，代谢终产物、钙盐、乳酸微晶体等物质沉积。足浴可以促进血液循环，有效消除疲劳。

◎**改善睡眠**。足部有丰富的神经末梢和毛细血管，用热水泡脚对神经末梢和毛细血管有温和的刺激作用。这种温热刺激反射到大脑皮质，对大脑皮质起到抑制作用，使兴奋的交感神经顺利地向副交感神经转换。副交感神经兴奋后，此时人处于安静休息状态，从而改善睡眠，消除失眠症。

◎**养生美容，养脑护脑**。热水足浴，可以调节经络和气血，使足部血管扩张，血容量增加，从而使头部血流加快，及时足量补充大脑所需氧气和营养物质。

2 • 足浴的准备工作 •

　　足浴有哪些技巧和方法呢？换句话说，在准备足浴前我们需要些什么工具，需要做些什么呢？

　　首先，我们需要一个合适的浴盆。市面上所售浴盆各种各样，价格不一。做足浴的话，木质盆是一个不错的选择，和中药一样趋于自然，散热较慢，有利于长时间地保温；如果选用电动足浴盆，可以先把药煎好，滤掉药渣，将药汁倒入盆中。我们一般不选用金属制的盆，因为药汁可能会和某些药物发生化学反应，影响效果，可能还会产生有害物质。一般来说，浴盆高度选择在 20 厘米高度以上，要能没过踝关节，面积自然是要比自己的双脚大。

　　有了一个好的浴盆，关键还需要有一个适合自己的药方。选好药方后，根据使用说明对药物进行煎熬，之后再倒入盆中调温足浴。注意不要直接用开水泡药，这样药物的有效成分不能完全析出，从而影响疗效。

　　一般来说，温度我们选择在 40 ~ 50℃。随着时间增长药水会慢慢凉下来，我们可以边泡脚边不时加点热水以调水温，以防因水过凉而引发寒性疾病。

　　足底有很多反射区，如果在足浴的同时也能刺激它们，将会事半功倍。那么问题来了，怎么同时操作呢？自己弯腰做按摩会很不舒服。这里只需要一个小小的技巧：挑几颗形状圆滑的小卵石放在脚底，可以轻松做按摩，经济实惠又健康。

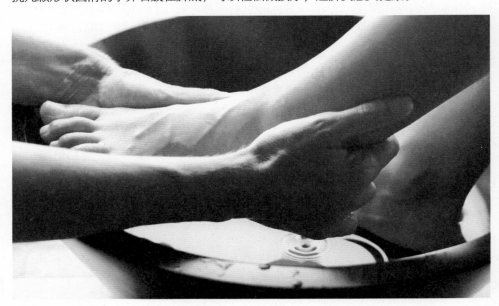

3. 足浴的水温和时间

热水足浴的水温多在 36 ~ 45℃。

足浴一般每日 2 次，首次足浴应于晚上进行，第二次于第二天早晨进行，每次足浴的时间一般为 15 ~ 30 分钟，如有需要可延长至 40 分钟左右。

4. 足浴的禁忌人群

每天做做足浴对我们身体有莫大的好处，很多疾病也能通过足浴获得根治或者是缓解。但这也并不是说每个人、任何时候都能做足浴，一定要结合自身情况，合理进行选择，患严重疾病时应该去医院，或者在医师指导下进行足浴。

◎严重心脏病的患者，脑出血、脑血栓还未治愈者不适合足浴。因为足浴时会加快血液循环，也就会加重心脏及血管的负担。心脏病患者本身心脏承受能力很差，若突然加重负荷，可能引起心脏病发作或加重。负荷同样也会影响到脑血管的血流状况，所以有这方面疾病的患者最好不要做足浴。

◎孕妇也不适合做足浴。因为孕妇需要同时供应自身和胎儿的血液，心脏负荷也会加重。如果孕妇身体良好，也可以在有经验的医师指导下进行，一定要注意足浴方法以及配方选药，注明孕妇禁用的药物一定不要使用，时间也要合理控制。

◎糖尿病患者后期或有并发症，或是周围神经炎患者不适合做足浴。这类人群对温度的感应会比较迟钝。一个人的情况下不要做足浴，可以在家人或朋友的帮助下，调好合适的水温做足浴，以防因温度不敏感而烫伤自己。

◎有足部炎症或者有传染性皮肤病的人。不要和别人共用足浴所用的工具，以防发生交叉感染。

◎足部外伤或皮肤溃烂烫伤者不能足浴。这个时候人体失去了皮肤这层保护膜，本来安全的药物可能因黏膜的过度吸收而造成毒害，对局部甚至是全身器官造成损害。

◎饭前、饭后半小时内不宜做足浴。因为足浴会影响各种器官的血液供应，会造成胃肠消化吸收功能减弱。

平日常按脚，体健少吃药

　　足浴可以使足部血管扩张，加速血液循环，舒筋通络，祛寒保暖。在进行足浴的同时按摩足部穴位和反射区，是对足部的一种良性刺激。

　　双足在人的一生中起着非常重要的作用，人体足部集中了与身体所有器官相关的经络穴位。足部按摩保健是通过对人体双足的经络、穴位、反射区施以适当力度和手法的按摩刺激，达到调整脏腑虚实、疏经活血、散风降温、调节机体功能、改善睡眠、消除疲劳、增强人体免疫力以及预防和治疗某些疾病的目的。

　　它是一种调整身体状态、缓解生活压力的理想疗法。足部按摩可以加快血液循环，调节神经系统，改善睡眠。足部按摩法少有不良反应，改善健康状况的效果很可观，只要按摩伸手可及的脚，就能知道身体状况，从而进行治疗和预防，且随时随地，任何人都可以做到，几乎不用任何费用。时至今日，足浴保健已渐渐被城市白领接受，成为集休闲、娱乐、社交为一体的健康活动，是当代人们缓解压力、消除"亚健康"的新型养生之道。同时，它的美容功效也越来越受到人们的关注，与化妆美容、手术美容等方式相比，足疗"治本"的理念是任何一项单纯的美容术所无法比拟的。

　　随着医疗科学的发展进步，足部按摩术逐渐成为一种成熟有效的医疗保健方法。

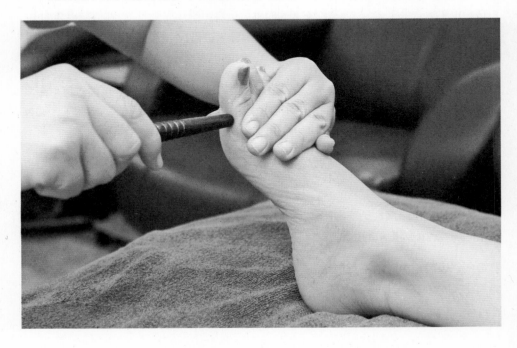

临床实践证明：足部按摩一般有以下四大功效。

 ## 1 • 平衡阴阳，调整脏腑 •

阴阳失调便会引发脏腑功能的紊乱，从而导致疾病的发生。《黄帝内经》曰："阴盛则阳病，阳盛则阴病。阳盛则热，阴盛则寒。"按摩能够调整脏腑的功能，使之达到阴阳平衡。如血糖过高的人，通过按摩，可以令血糖值下降；血糖过低者，经过按摩后，血糖值能够得以升高。

2 • 疏通经络，调和气血 •

作为运行气血的通路，经络内属于脏腑，外络于肢节，它将人体的各个部分有机地联系在一起。当经络不通时，机体便会发生疾病。按摩可以使经络疏通，气血流通，进而消除疾病。《医宗金鉴》曰："按其经络，以通郁闭之气；摩其壅聚，以散瘀结之肿，其患可愈。"

3 • 扶正祛邪，增强体质 •

《素问·邪客篇》曰："补其不足，泻其有余，调其虚实，以通其道而去其邪。"自我按摩是患者通过自我刺激穴位，增强其扶正祛邪的功能，从而促进自身的消化吸收和营养代谢功能，保持软组织的弹性，提高肺活量等。经常进行自我按摩能够提高机体免疫力，进而防止发病。

 ## 4 • 活血化瘀，消肿止痛，松解粘连 •

肢体软组织损伤之后，该部位的毛细血管便会破裂出血，出现局部瘀血而又肿胀疼痛的现象。外伤或者出血这种局部的刺激可引起血管的痉挛。按摩能够加速局部供血，消散瘀血，松解粘连，消除痉挛，恢复关节功能。

Foot

图解 6 种足部按摩常见手法

1. 拇指指腹按压法 •

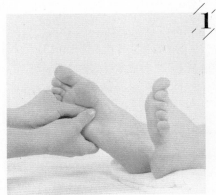

操作方法

用一手的拇指指腹贴于施术部位施力，按压施术部位；或者两拇指交叠，贴于施术部位按压。按摩时拇指指腹垂直施力，力度以受术者能承受为宜。注意避免指甲划伤受术者皮肤。

2. 单食指叩拳法 •

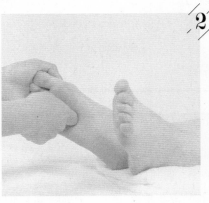

操作方法

一手固定按摩部位，另一手除食指外，其余四指握拳，食指弯曲，拇指固定，以食指的近节指间关节为施力点，顶压施术部位；或者以按摩棒代替食指贴于施术部位顶压。按摩时叩击要有节奏感，不能忽快忽慢。

3. 刮压法 •

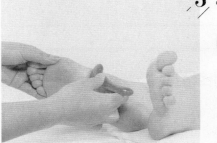

操作方法

一手拇指固定，食指弯曲呈镰刀状，用食指尺侧缘施力刮压施术部位；或者用刮痧板代替食指贴于施术部位刮压施术。按摩时食指尺侧或刮痧板始终贴于按摩部位皮肤，刮压的方向保持水平，力度以受术者能承受为宜。

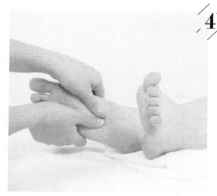

4 。拇指指腹推压法 。

操作方法

以一手拇指指腹贴于施术部位，施力推压；或者双手握住足部，用双手的拇指指腹同时施力推压按摩。操作时双手拇指要同时施力，力量保持均衡。

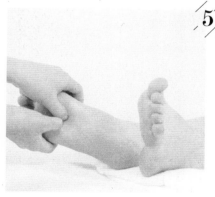

5 。掐法 。

操作方法

用单手拇指指甲着力，用力地按压施术部位；或者用双手拇指同时着力，按压施术部位。操作时拇指端置于施术部位后不要再移动，力量由轻至重，再由重至轻，力度以使皮肤组织凹陷为宜。

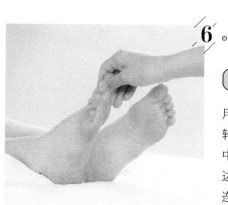

6 。指揉法 。

操作方法

用拇指指腹着力于施术部位，以一定的力度旋转揉动，达到带动皮下组织的效果；或者用食指、中指贴于施术部位，以一定的力度旋转揉动，达到带动皮下组织的效果。按摩时力度要均匀连贯，作用面积小而集中，之后逐渐扩大范围。

Foot

按脚需要注意的那些事

1 · 注意事项 ·

★ 饭前半小时、饭后一小时内，不宜进行足部按摩。

★ 在进行足部按摩时，建议使用防水性（不会渗透）的乳液。

★ 在按摩开始和结束时，一定要按摩排泄器官，按照以下反射区的顺序按摩：肾上腺反射区、肾反射区、输尿管反射区、膀胱反射区、尿道反射区。

★ 先按摩左脚，然后再按摩右脚。

★ 按摩结束后 30 分钟以内，最好饮用 500 毫升的温开水，以补充体内流失的水分。

★ 在怀孕和生理期期间也可以按摩，孕期最好在专家的指导下按摩。

★ 刚做完手术的人，要等到伤口完全复原才能开始按摩。

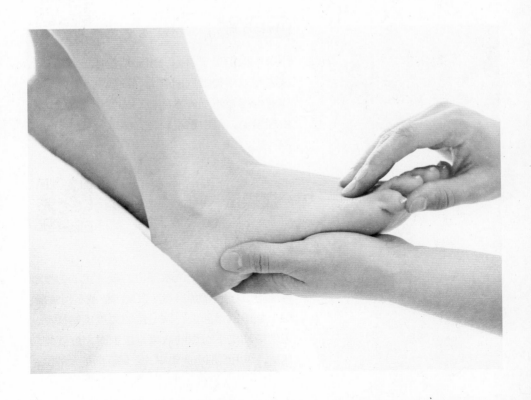

2. 适应证

▶ ①**神经系统疾病** 如神经痛、神经麻痹、头痛、失眠、神经官能症、瘫痪等。

▶ ②**消化系统疾病** 如食欲不振、呕吐、腹泻、便秘、胃肠功能紊乱等。

▶ ③**呼吸系统疾病** 如感冒、咳嗽、哮喘等。

▶ ④**循环系统疾病** 如心律不齐、高血压、低血压、贫血、心悸等。

▶ ⑤**内分泌及免疫系统疾病** 如甲状腺功能亢进或减退、肥胖症、糖尿病等。

▶ ⑥**泌尿生殖系统疾病** 如尿频、尿急、遗尿、月经不调、痛经、闭经、阳痿、前列腺肥大、更年期综合征等。

3. 禁忌证

▶ ①**各种严重的出血性疾病** 如吐血、呕血、便血、脑出血、胃出血、肠出血、子宫出血及其他内脏出血等。

▶ ②**一些外科疾病** 如严重外伤、烧伤、骨折、关节脱位、胃肠穿孔、急性阑尾炎等。

▶ ③**各种急性传染性疾病** 如肝炎、结核、流脑、乙脑、伤寒及各种性病。

▶ ④**急性心肌梗死及冠心病病情不稳定者。**

▶ ⑤**严重器官功能衰竭** 如肾衰竭、心力衰竭和肝坏死等。

▶ ⑥**各种急性中毒** 如煤气中毒、药物中毒、食物中毒、毒蛇咬伤、狂犬咬伤等。

Foot

足部按摩要在对的时间进行

足部按摩和经穴按摩有所不同，全身经穴按摩受气血流注影响，足部按摩则会刺激末梢神经与末梢血管的反射作用，不受时间影响。不过根据气血的流注时间按摩足底反射区，效果更佳。

身体的五脏六腑各自有固定的、能发挥最佳功能的时间带，利用各器官的活动顺序来进行足部按摩，效果会更明显。

肺发挥最佳功能的时间段是在凌晨3～5点。但此时正是早上睡眠时间，因此可选择脾（表里经）发挥最佳功能的时段，即上午9～11点，对足部进行按摩。一般肺有病变的人经常会在凌晨3～5点这个时段醒来，这是气血不足的表现。

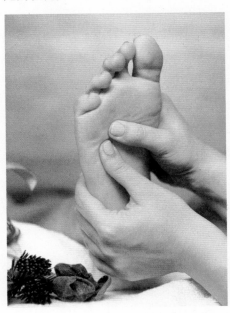

大肠发挥最佳功能的时间段是在早上5～7点。清晨起床后最好养成排便的习惯，可以先喝杯温开水，再排出体内毒素废物，这样既可稀释血液，也可有效防止血栓形成。一般患有肠胃疾病的人，可以在这个时间段对足部进行按摩，对肠胃疾病的治疗也很有效。

胃发挥最佳功能的时间段是在早上7～9点。在这个时间段吃早餐最容易消化，吸收也好。早餐应食用养胃的温和食品，减少食用过于燥热的食品。饭后一小时按摩足部可以调节人体的胃肠功能。

脾发挥最佳功能的时间段是在中午9～11点。切记不要食用燥热及辛辣刺激性食物，以免伤胃败脾。在这个时间段按摩足部，有助于强化脾功能，使其消化吸收好，血液质量好，面色红润气色好。

心发挥最佳功能的时间段是在中午11～13点。此时不宜做剧烈运动，人在这个时间段小睡片刻就是对心经最好的保养，以便下午处于精力充沛的状态。在这个时间段按摩足部，有助于强化心功能，养心安神，使人可以一整天处于精神焕发的状态。

小肠发挥最佳功能的时间段是在下午1～3点。在这个时段多喝水、喝茶有利于小肠排毒降火。在下午1点之前吃完午餐有助于吸收营养物质。在这个时间段按摩足部，有助于强化小肠功能，加强营养吸收。

膀胱发挥最佳功能的时间段是在下午3～5点。此时宜适时饮水，适当运动，有助于体内津液循环。喝滋阴泻火的茶水对阴虚的人最有效。在这个时间段按摩足部，有助于防治膀胱经疾病。

肾发挥最佳功能的时间段是在下午5～7点。肾协调人体阴阳能量，也维持体内水液平衡。在这个时间段按摩足部，有助于缓解与肾相关的疾病。

心包发挥最佳功能的时间段是在晚上7～9点。在这个时段切忌晚餐油腻，否则易产生亢热而导致胸中产生烦闷、恶心症状。在这个时间段按摩足部，有助于强化心脏功能，养心安神，可以使心情愉悦，从而释放压力。

淋巴腺发挥最佳功能的时间段是在晚上9～11点。此时是人体内分泌系统最活跃的时候。在这个时间段按摩足部，可以使睡眠质量更好。

胆囊发挥最佳功能的时间段是在晚上11点至次日凌晨1点。此时是睡眠的黄金时间，用来进行重要的人体代谢清理工作。如果此时熬夜，人体推陈出新的工作就无法完成，体内的毒素就无法代谢，新鲜的气血也就无法生成，因此对人体造成的危害很大。

肝发挥最佳功能的时间段是在凌晨1～3点。只要此时好好休息，就能有效排出体内毒素，缓解疲劳，预防相关疾病。

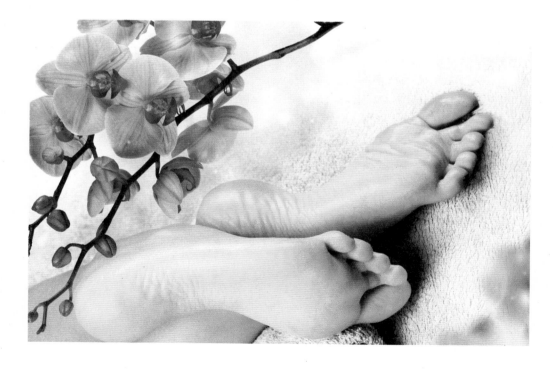

Foot
足部按摩后可能出现的症状

① 排尿量增加，小便变黄且带臭味，有的还可出现絮状物质。这是排泄废物的现象。

② 睡眠质量变好。这是按摩后人体得到休整的表现。

③ 出汗量增多，且色黄味臭。这也是排泄废物的现象。

④ 大便次数增多，味臭，有时会夹杂有颜色的黏稠物质。这是排出毒素废物的表现。

⑤ 身体发热。这是机体与病原抗争的结果，从而消除潜在的炎症，增强机体的免疫能力。

⑥ 鼻腔、咽喉、气管分泌物增多，女性还可能出现白带增多，有时伴有量、色、味的变化。这是按摩后机体功能改善，体内环境得以调整，机体生命活力旺盛的表现。

⑦ 按摩过的地方，以及相关部位会觉得痛。

⑧ 淋巴腺有问题时，踝骨会肿大。

⑨ 大腿部位皮肤较薄的地方会微量出血。

⑩ 食欲旺盛，呕吐等。

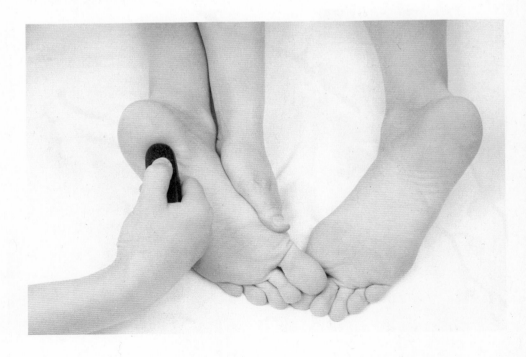

为什么足疗后感觉没有效果

◎**力度不够。**足部按摩要强、慢、深，最好以与自身体重相当的力度按摩足部。被按摩者应该是感觉略微酸痛，以不会感觉惊慌、头晕、恶心等为最佳力度。

◎**只按摩局部。**按摩要仔细、全面，要将每个部位都认真按摩到。不然可能达不到保健治病的疗效。

◎**补水不够。**每次按摩结束后，最好喝500毫升的温开水，以补充在按摩期间流失的水分。同时，喝水还有助于排出毒素，清洁脏腑。

◎**睡眠不够。**按摩结束后，最好晚上11点前就上床睡觉，因为晚上11点至次日凌晨1点是睡眠的黄金时间，用来进行重要的人体代谢清理工作。如果此时熬夜，人体推陈出新的工作就无法完成，体内的毒素就无法代谢出去。

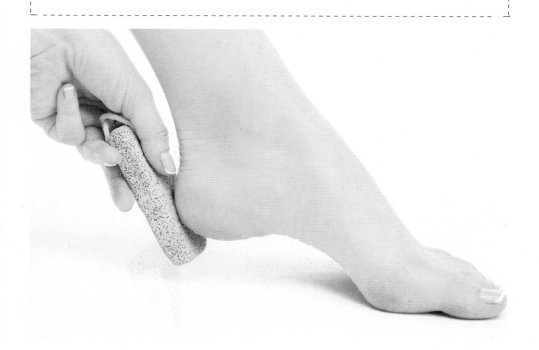

腿、脚养生妙法，通畅周身气血

1 赤脚走 。土地是最好的按摩师。

　　赤脚走路，可刺激末梢神经兴奋，促进植物神经及内分泌系统的正常运行和调节功能。脚部血液循环的好坏与全身血液循环密切相关。赤脚走路能使足底肌肉、经络、韧带及神经末梢与地面的沙土、草地以及不平整的卵石面接触、摩擦，进而通过神经传输刺激内脏器官及大脑皮质，达到强身健体的目的。赤脚走路还有利于足部汗液的分泌和蒸发，防止脚气。人体积存过多的静电对健康有害，经常赤脚走路能使多余的电以脚为导体得到释放，对人体有益。

2 金鸡独立 。平衡阴阳的好方法。

　　中医认为，身体患病主要是阴阳失调、阴虚阳亢，导致五脏六腑失调引起的。而金鸡独立站法则可以很好地引血下行，引气归元，将气血收于肝经的太冲穴、肾经的涌泉穴和脾经的太白穴，从而有效地调节身体的平衡，进而使肝、脾、肾等脏器功能都得到快速增强。

3 爬楼梯 。强壮腿部肌肉、关节。

　　经常进行爬楼梯锻炼，可以增强人体呼吸系统、心血管系统、骨骼肌肉系统的功能。

　　在爬楼梯过程中，由于腰背部和下肢不停地活动，使得这些部位的肌肉和韧带的力量得到增强，关节功能得到改善，从而保持了关节的灵活性。

　　爬楼梯锻炼时，随着呼吸的加快，肌肉有节奏地收缩和放松，能加速血液循环，促进人体能量代谢，增加心肌的氧供应量，增强心肺功能。

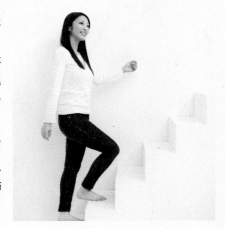

4 仰卧抬腿 。活动下肢。

患者仰卧，伸直双腿。将疼痛侧的腿慢慢抬高至 20°～30°（注意，当腿抬高超过 30° 时，就不再是股四头肌的运动，而变成腹肌的运动了），保持此姿势 5 秒，然后慢慢放下。注意，不要一下子就放下腿，当腿脚碰到地板时再放松力量。这是锻炼股四头肌的运动，运动量较大，适合肌力稍强的人。仰卧蹬腿能促进血液循环，伸展下肢肌肉，可以缓解失眠、怕冷等症状。

5 下肢保健按摩 。养腿抗衰。

①搓热掌心，从脚踝往膝盖处轻抚，左右重复各 5 次。

②接下来手指温柔地从膝盖往大腿根部轻抚，以同样方式按摩另一条腿，左右各按摩 5 次。

③将双手拇指放在膝盖两侧，往两旁推开，左右重复各 5 次。

④从脚踝往膝盖内侧，用整个手掌往上揉捏小腿，用相同方式按摩另一条腿。

⑤从脚踝往膝盖内侧，用手背轻轻往上敲打小腿肚，用相同方式敲打另一条腿。

⑥沿着脚踝、膝盖、大腿方向滑动手指，轻轻按摩大腿内侧，用相同方式按摩另一条腿，使身体内残留的废物全部流入大腿根部的淋巴结。

常做下肢保健按摩，可以促进血液循环，燃烧体内多余热量，让腿部展现迷人曲线。

6 脚指操 。活血暖脚。

所谓脚指操，就是活动脚指与按摩脚指相结合的运动。活动脚指有几种方法：一是双腿直立，双脚并拢，脚后跟一抬一落。二是坐在凳子上，用脚指从地板上夹起小球，反复练习。三是在坐、卧时有意识地随意前后活动脚指，持之以恒。多活动脚指可以促进血液循环，有效消除足部疲劳。

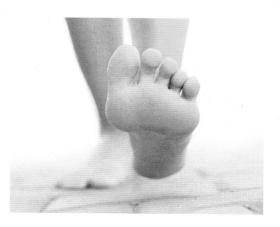

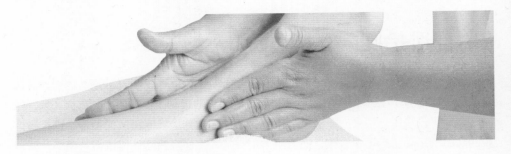

7 脚踝旋转操 。灵活脚踝。

勤做脚踝操，可改善脚踝僵硬，使其柔软灵活，血液可顺畅通过脚踝。

◎**上下活动脚踝：**坐在椅子或床上，一只脚着地，另一只脚随腿向前伸直。呼气时脚尖向下压，吸气时脚尖往上勾。两脚各做 10 次。

◎**旋转脚踝：**以跷二郎腿的姿势，将左脚曲起，置于右腿上。然后左手握住左脚踝上方，使脚踝不致移动；右手握住左脚前掌，向左右各旋转 10 次；然后换右脚同样做 10 次。

◎**拉伸脚踝：**伸直脚踝跪坐，脚背朝下，上身向后仰，以尽量拉伸脚踝前端的肌肉，保持这个姿势约 1 分钟。

◎**强化脚踝：**站台阶上，两脚脚尖 1/3 着地，其余 2/3 悬空站立。为了强化脚踝力量，可踮起脚尖、放下，再踮起、再放下，做 10 次。

8 踮脚尖 。强壮脚指。

手轻轻扶在桌沿上，使身体保持平衡，然后慢慢踮起脚尖。保持此姿势 3 秒，再慢慢放下脚跟，每日进行 10 ~ 20 次。长期坚持做此项运动，会使小腿肚变硬，可在泡澡时加以按摩来消除疲劳。

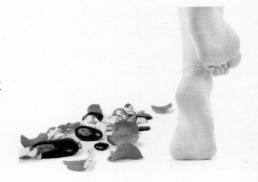

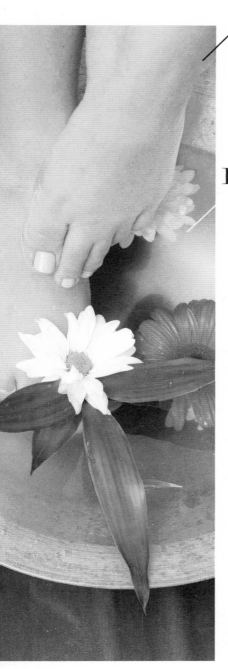

Part 2

泡脚亦有大学问，有备而行才有效

苏东坡曰："热浴足法，其效初不甚觉，但积累百余日，功用不可量，比之服药，其效百倍。" 从中医角度来讲，身体有三条阴经、三条阳经，均始于并终于足部；其还与手三阴经、手三阳经连接，为机体的气血运行形成了一个完整的循环网络。做好足浴保健不仅可以强身健体，延缓衰老，还能对某些疾病起到辅助治疗与预防保健的功效。

足浴药材知多少

1. 寒热温凉药物皆可足浴

古人通过长时间的总结，把中药归于"四气"和"五味"。"四气"指的是药物的性质，即寒、凉、温、热。一年有四季，和药物的性质是相互对应的。春季温暖，对应的是温性药物；夏季炎热，对应的是热性药物；秋季凉爽，对应的是凉性药物；冬季寒冷，对应的是寒性药物。中药进入人体后，利用其本身的寒、凉、温、热四性，改变人体疾病的状态。

寒性和凉性的药物，一般都具有清热、祛火、解毒、开窍、息风等作用，能治疗阳性、热性的病症。比如，黄连是性寒的药物，主要是清解心和胃的火邪，胃火引起的牙痛或心火引起的口舌生疮，都可以用黄连足浴；薄荷是凉性的，可以疏散风热，清利头目，风热感冒、头痛、咽喉肿痛等都可以用薄荷足浴治疗。

而温热的药物，一般都具有祛除阴寒、温补阳气的作用，能治疗各种阴性、寒性病症。比如，干姜性温，可以温暖中焦脾胃，对寒邪客于胃中引起的胃痛、呕吐、腹泻、腹痛都有效果。

每一味中药都具有不一样的性，也决定了其作用效果不一样，看准疾病的性质，对症用药方能防治疾病。

2. 足浴药材速查图表

清热解毒	生甘草、蒲公英、板蓝根、白鲜皮、金银花、菊花、木槿、淡竹叶、金莲花、梧桐叶、前胡、车前子、滑石、苦参、芦荟根、土茯苓、花椒、透骨草、胡椒、薄荷、牛蒡子、芥末
补脾和中	木香、炙甘草、丝瓜藤、白术、神曲、苍术、砂仁、益智仁、逍遥散
清热止泻	地骨皮、黄芩、知母、五倍子、牛膝、黄檗、槐花、芒硝、白矾
止血凉血	艾叶、荷蒂、石榴花、白鸡冠花、大黄、紫草、赤芍、栀子仁、牡丹皮、芹菜

活血化瘀	白花蛇舌草、丝瓜络、鸡血藤、虎杖、桃仁、红花、银杏叶、鬼箭羽、晚蚕沙、黄酒、琥珀、益母草
助阳平气	桂枝、葱、柴胡、肉桂、吴茱萸、茴香、葛根、荷叶、磁石
理气	制香附、杏仁、陈皮、百部、茴香、橘皮、萝卜叶、山楂、枳壳、生香附、小茴香、刺蒺藜
止痛	白花蛇舌草、樟木屑、秦艽、细辛、防风、茴香、独活、羌活、川椒、麝香
滋阴	玄参、熟地、白芍、生地
消肿	蒲公英、白花蛇舌草、柳枝、老桑树根、合欢皮、夏枯草、无花果叶
宁心	连翘、夜交藤、炒枣仁、柏子仁、竹叶、五味子
补肾益精	黄莲、首乌、菟丝子、锁阳、韭菜籽
祛风除湿	伸筋草、海风藤、桑枝
利尿	冬瓜皮、川牛膝、泽泻
补肝强骨	续断、杜仲、桑寄生
止咳祛痰	生姜、半夏、远志
止汗	麻黄根
清肝明目	草决明
暖肾降逆	丁香

足浴分四季，选择适合自身的方式

1。春季升阳固脱。

《黄帝内经》里说："春三月，此为发陈，天地俱生，万物以荣。"意思是冬季的阴气逐渐散去，阳气开始生发。人体的阳气也是如此。春天是万物复苏的季节，人的肝正好是这个特点，肝主生发，它是向上的，主疏泄、生长的这么一个过程。古语云："春天泡脚，升阳固脱。"

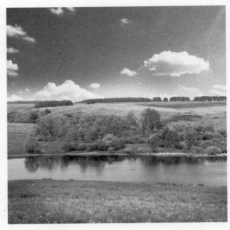

春天就是要清除冬天里所积攒的体内淤积，而这个作用需要主管疏泄的肝完成。可以用升麻、桂枝、石菖蒲、菊花、香附、合欢、枳壳、生甘草等材料煮成足浴汤，每日泡脚 30 分钟，可协助通行肝气，肝气得疏则气郁自解。

2。夏季解暑祛湿。

夏季湿气正当令，人的五脏六腑中数脾最怕湿，湿气阻滞在脾胃中，就会出现没有胃口、爱犯困、没精神等表现。根据中医"天人相应"的理论，人体阳气也是在夏天最旺盛。此时，用温水泡脚能更好地刺激经络，振奋人体的脏腑功能，所以先天脾胃不好的人更适合夏天泡脚。而当脾胃好了，人体就不容易被湿气侵犯，上面说的症状自然也就缓解了。

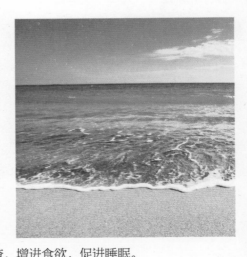

夏季泡脚养生，可以选用石斛、滑石、生甘草、荷叶梗、茯苓煮成足浴汤，每天泡脚 30 分钟，有助于祛除暑湿，让人精神振奋，增进食欲，促进睡眠。

3。**秋季润肺养阴**。

秋季过于干燥，会影响肺的呼吸功能和通调水道的功能，容易使人产生口干舌燥、津液亏虚的感觉。这个时候需要做的就是滋阴润肺，养阴生津。每天临睡前用麦冬、沙参煎汤进行足浴，可以缓解秋燥的感觉。麦冬和沙参既能滋胃阴又能养肺阴，滋胃阴能生津液而止渴，养肺阴能缓解鼻干咽燥的症状。

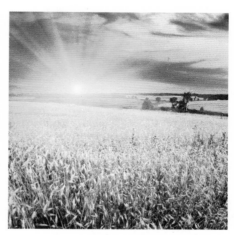

另外，秋季也是一个胃病多发与容易复发的季节。人们在秋季要尤为注意对胃肠道的养护，用生姜、花椒煎汤浴足，有温暖胃肠的功效，可以预防胃肠道疾病的发生。

秋季泡脚最好在晚间 9 ~ 10 点这个时间段，泡 15 ~ 20 分钟即可。

4。**冬季温暖丹田**。

冬季养生最需要注意的就是闭藏和养肾。闭藏，首先要注意保暖，而保暖最需要保护的就是丹田。丹田位于下焦，是任脉、督脉和冲脉三脉经气运行的起点，是男子藏精、女子养胎的地方。做好这个地方的保暖工作，也是养肾气的重要一环。

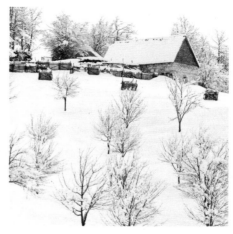

冬季阳气聚敛在体内，体内会变成燥热的环境。人出门一旦感受风邪和寒邪，和热邪在体内交会，就会产生感冒。所以冬季除了出门要保暖，注意不要受风着凉之外，还要清解体内的燥热之气。用肉桂、艾叶、橘皮、荔枝核、枳实等材料煎汤浴足，每天 30 分钟，可以发散冬日里淤积在体内的浊气。

Foot

分体质泡脚，觅健康真谛

1. 气虚体质

气虚体质是由于一身之气不足，以气虚体弱、脏腑功能低下为主要特征的体质状态。其主要特征为元气不足、肌肉松软不实、平素语音低弱、气短懒言、容易疲乏、精神不振、易出汗、舌淡红、舌边有齿痕、脉弱、易患感冒、内脏下垂等。此外，性格内向，不喜冒险，不耐受风、寒、暑、湿邪等也是其主要表现。

用艾叶煎汤浴足 30 分钟，长期坚持，可改善气虚体质。

2. 血虚体质

血虚是指血液生成不足或血的濡养功能减退的一种体质状态，月经期会使得人体内的部分血液流失，易形成血虚体质。其主要特征有：面色苍白、唇色及指甲淡白无华、头发枯焦、舌淡苔白，偶有头晕目眩、肢体麻木等现象，易患贫血、手脚抽筋、心律失常、失眠多梦等病症。血虚体质者性格多沉静，容易精神不振、健忘，注意力不能集中。

用赤芍、红花、川续断加水煎煮后，倒入足浴盆内泡脚 30 分钟，每日 1 次。长期坚持，可改善血虚体质。

3. 平和体质

平和体质是最稳定、最健康的体质。先天禀赋良好，后天调养得当才能拥有平和体质。其主要特征有面色、肤色润泽，头发稠密有光泽，目光有神，鼻色明润，嗅觉通利，味觉正常，唇色红润，精力充沛，不易疲劳，耐受寒热，睡眠安和，胃口良好，两便正常，舌色淡红，苔薄白，脉和有神，平时较少生病。

平和体质的人平时睡前用 40℃的热水泡脚 15 分钟，可以使身体更健康。

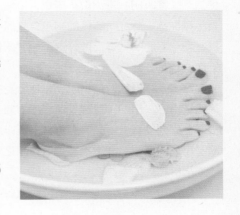

4. 阳虚体质.

阳虚体质是指人体的阳气不足，人的身体出现一系列的阳虚症状的体质。其主要特征为畏寒怕冷，手足不温，肌肉松软不实，喜热饮食，精神不振，舌淡胖嫩，脉沉迟，易患痰饮、肿胀、泄泻等病，感邪易从寒化。此外，此体质者性格多沉静、内向，耐夏不耐冬，易感风、寒、湿邪。

用生姜煎汤浴足，每日 30 分钟，长期坚持可改善阳虚体质。

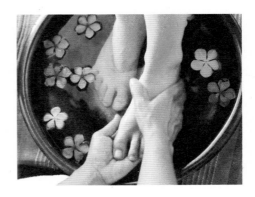

5. 阴虚体质.

阴虚是指精血或津液亏损。其主要特征为口燥咽干，手足心热，体形偏瘦，鼻微干，喜冷饮，大便干燥，舌红少津，脉细数，易患虚劳、不寐等病，感邪易从热化。此外，此体质者性情急躁，外向好动、活泼，耐冬不耐夏，不耐受暑、热、燥邪。

阴虚体质者不建议足浴。

6. 气郁体质.

气郁体质者大都性格内向、敏感、多虑，常表现为神情抑郁，忧虑脆弱，形体瘦弱，烦闷不乐，舌淡红，苔薄白，脉弦，易患脏躁、梅核气、百合病及抑郁症等。此外，气郁体质者对精神刺激适应能力较差，不适应阴雨天气。

用川芎、丹参、檀香共同煎汤浴足，每日 30 分钟，可有效改善气郁体质。

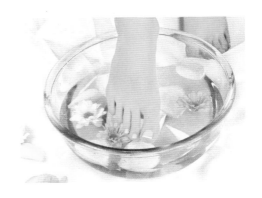

7。血瘀体质。

血瘀体质的人血脉运行不通畅，不能及时排出和消散离经之血，久之，就会淤积于脏腑器官组织之中，而产生疼痛。其主要特征为肤色晦暗，色素沉着，容易出现瘀斑，口唇暗淡，舌暗或有瘀点，舌下脉络紫暗或增粗，脉涩，易患症瘕及痛证、血证等。此外，血瘀体质者易烦、健忘，不耐受寒邪。

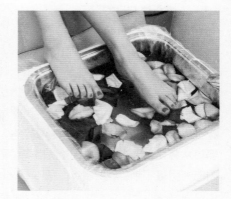

用生姜和红花共同煎汤，再加一勺盐，泡脚30分钟，长期坚持，可有效改善血瘀体质。

8。痰湿体质。

痰湿体质者脾胃功能相对较弱，气血津液运行失调，导致水湿在体内聚积成痰。其主要特征为体形肥胖，腹部肥满，面部皮肤油脂较多，多汗且黏，胸闷，痰多，口黏腻或甜，喜食肥甘甜腻，苔腻，脉滑，易患消渴、脑卒中、胸痹等病。此外，痰湿体质者性格偏温和、稳重，多善于忍耐，对梅雨季节及湿重环境适应能力差。

艾叶泡脚可以治痰湿体质。艾叶能祛寒，除湿，通经络，因现代人普遍寒湿重，所以艾叶就成了治病不可缺少的帮手。

9。湿热体质。

湿热体质是以湿热内蕴为主要特征的体质状态，常表现为面垢油光，易生痤疮，口苦口干，身重困倦，大便黏滞不畅或燥结，小便短黄，女性易带下增多，舌质偏红，苔黄腻，脉滑数，易患疮疖、黄疸、热淋等病。此外，湿热体质者容易心烦急躁，对夏末秋初湿热气候，湿重或气温偏高环境较难适应。

用金钱草、郁金、蒲公英煎汤浴足，每日30分钟，长期坚持，可有效改善湿热体质。

足浴看似简单，也需对症而行

◦ 感冒不适，对症足浴来缓解 ◦

防风艾叶汤

功效： 防风发表祛风；白术燥湿利水，止汗；紫苏发表散寒；艾叶逐寒湿。此汤辛温散寒，发汗解表，主治风寒感冒，症见头身酸痛、畏寒肢冷、发热、无汗。

用法 将上述药物一起加3升清水，大火煮沸后再转小火煮30分钟，滤除药渣，将药液倒入盆中，待药液不烫皮肤时，放入双足浸泡。

疗程 每日1次，每次30分钟，至感冒痊愈为止。

中药材料

防风 50 克

白术 50 克

紫苏 50 克

艾叶 50 克

羌活清热汤

功效： 鲜马鞭草清热解毒；羌活散表寒，祛风胜湿；青蒿清虚热。此汤主治风热感冒，症见发热重、头涨痛、有汗、咽喉红肿疼痛、咳嗽等。

用法 将上述药物加适量清水煎成浓汁，2小杯，早晚分2次服，睡前将药渣倒入足浴桶，加热水2升，待水温合适放入双足浸泡。

疗程 每日1次，每次30分钟，至感冒痊愈为止。

中药材料

鲜马鞭草 30 克

羌活 15 克

青蒿 30 克

• 心情不畅，泡脚解忧 •

青皮疏肝汤

功效：青皮疏肝理气；柴胡和解表里，疏肝升阳；枳壳理气宽中，行滞消胀。此汤疏肝理气，可缓解情绪不畅，常用于胸胁气滞、胀满疼痛。

用法 将上述药物加清水适量，煎煮30分钟，去渣取汁，与2升开水一起倒入足浴桶中，先熏蒸，待温度适宜时泡洗双足。

疗程 每天睡前泡30 ～ 40分钟，7日为1个疗程。

中药材料

青皮 60 克　柴胡 60 克　枳壳 20 克

橘皮理气汤

功效：橘皮理气，调中，燥湿；橘核理气散结；橘络通络化痰。此汤理气调中，疏肝和胃，可很好地缓解情绪不畅导致的胸闷郁结。

用法 将上述药物加清水适量，浸泡30分钟，煎数沸，取汁弃渣，与2升开水一起倒入足浴桶中，先熏蒸，待温度适宜时泡洗双足。

疗程 每天睡前泡30 ～ 40分钟，7日为1个疗程。

中药材料

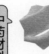

橘皮 100 克　橘核 50 克　橘络 8 克

春困疲累，足浴提神

甘草养心汤

功效：桂枝通阳化气；鸡血藤舒筋活络；蒲公英清热解毒，消肿散结；甘草补脾益气。此汤益气和血，养心提神，对春困有很好的舒缓作用。

用法 将上述药物一起加 3 升清水，大火煮沸后再转小火煮 30 分钟，滤除药渣，将药液倒入盆中，待不烫皮肤时，放入双足浸泡。

疗程 每日 1 次，每次 30 分钟，10 日为 1 个疗程。

中药材料

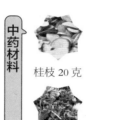
桂枝 20 克

鸡血藤 20 克

蒲公英 30 克

甘草 10 克

川芎提神汤

功效：人参叶补气益肺；川芎祛风止痛，效用甚佳。此汤益气活血，生津安神，可治春困乏力导致的头风头痛、风湿痹痛等症。

用法 将上药择净，清水浸泡 30 分钟，加清水 2 升煎汤，煮沸 20 分钟后去渣取汁，待温后浴足。

疗程 每日 1 次，每次 30 分钟，10 日为 1 个疗程。

中药材料

人参叶 40 克

川芎 30 克

。失眠心烦，安神药汤是关键 。

益气安神汤

功效： 焦山楂有重要的药用价值，自古以来就是健脾开胃、消食化滞、活血化瘀的良药；竹叶有宁心安神的功效。此汤泡脚还能镇静安神，舒缓神经，缓解失眠多梦。

用法 将上述药物一起加 2 升清水，大火煮沸 20 分钟后去渣取汁。一煎药汤，上午浴足；二煎药汤，睡前浴足。

疗程 每日 2 次，每次 30 分钟，每日 1 剂，7 日为 1 个疗程。

中药材料

焦山楂 50 克　　竹叶 20 克

宁心安神汤

功效： 红花活血通经；川椒温中止痛；荷叶清暑化湿，生发清阳，凉血止血。此汤滋阴降火，宁心安神，可以有效改善失眠多梦的症状。

用法 将上述诸药择净，放入药罐中，清水浸泡 20 分钟，加清水 2 升煎汤，煮沸 20 分钟后去渣取汁，待温后浴足。

疗程 每晚 1 次，每次 30 分钟，7 日为 1 个疗程。

中药材料

红花 30 克　川椒 30 克　荷叶 30 克

。 眼睛干涩，足浴舒缓视疲劳 。

枸杞明目汤

功效：枸杞叶补肝益肾，活血化瘀；荠菜和脾明目；白菊花养肝明目，清心补肾。此汤清肝泻火，养阴明目，可滋养眼睛，缓解眼睛干涩。

用法 将上述药物加清水 2 升，煎沸 15 分钟，待温度适宜时，浸泡双足。

疗程 每日睡前 1 次，每次 30 分钟，10 日为 1 个疗程。

中药材料

枸杞叶 60 克　荠菜 50 克　白菊花 30 克

桑菊黄檗汤

功效：桑叶、菊花清肺润燥，平肝明目；黄檗清热燥湿；牛膝活血通经。此汤疏风清热，明目，可缓解眼睛干涩。

用法 将上药择净，清水浸泡 30 分钟，加清水 2 升煎汤，煮沸 20 分钟后去渣取汁，待温后浴足。

疗程 每日 2 次，每次 30 分钟，每日 1 剂，10 日为 1 个疗程。

中药材料

 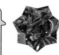

桑叶 20 克　菊花 20 克　黄檗 20 克

牛膝 20 克

• 胃口不佳，足浴增加食欲 •

麦芽山楂汤

功效：麦芽行气消食，健脾开胃；神曲健脾和胃，消食化积；山楂消食积，散瘀血。此汤健胃和中，消食化积，可以很好地增加食欲。

用法 将上述药物放入砂锅，加清水高出药材 3 ~ 4 厘米，浸泡 30 分钟，煎 20 分钟后取汁留渣，饭后趁热服用 1 杯。剩余药渣加清水 2 升再煎 10 分钟。

疗程 每日睡前 1 次，每次 30 分钟，每日 1 剂，10 日为 1 个疗程。

中药材料

麦芽 30 克　神曲 30 克　山楂 30 克

生姜香附汤

功效：高良姜、生姜温胃止呕，散寒止痛；制香附疏肝理气；白酒、醋开胃消食。此汤疏肝行气，散寒止痛，可以很好地增加食欲。

用法 将上述药物一同捣烂，加 2 升清水煎 20 分钟，取汁弃渣倒入足浴桶，将水温调至适宜后足浴。

疗程 每日睡前 1 次，每次 30 分钟，每日 1 剂，10 日为 1 个疗程。

中药材料

高良姜 20 克　制香附 20 克　生姜 10 克

白酒 20 毫升　醋 20 毫升

◦ 夏日空调病，泡脚暖身强体魄 ◦

生姜解表汤

功效：生姜可驱逐体内风寒；葱白发汗解表，通达阳气；浮萍宣散风热。此汤辛温解表，可缓解空调病，症见鼻塞、头昏、打喷嚏、耳鸣。

用法 将上述药物混合捣烂，加2升清水，煮沸20分钟后加入白酒，待温度适宜放入双足浸泡。

疗程 每日睡前1次，每次20分钟，每日1剂，10日为1个疗程。

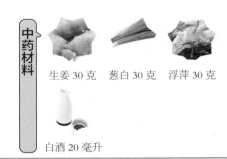

中药材料

生姜 30 克　葱白 30 克　浮萍 30 克

白酒 20 毫升

生姜黑豆汤

功效：生姜可驱逐体内风寒；葱白发汗解表，通达阳气；黑豆润肺清热，祛风除痹。此汤散寒退热，发汗解表，可缓解空调病，症见鼻塞、头昏、打喷嚏、耳鸣。

用法 将黑豆捣烂，所有材料一同加2升清水，浸泡30分钟。煮沸20分钟后取汁弃渣，倒入足浴桶调好水温后浸泡双足，至微微出汗为度。

疗程 每日睡前1次，每次20分钟，每日1剂，10日为1个疗程。

中药材料

生姜 15 克　葱白 15 克　黑豆 15 克

◦ 下肢冷痛，泡脚逐寒益阳气 ◦

—— 干姜祛寒汤 ——

功效：干姜可驱逐体内风寒；熟附子补火助阳，散寒止痛。此汤祛寒逐湿，对冬季下肢有很好的保温祛寒作用。

用法 将上述药物择净，加 2 升清水浸泡 30 分钟，煎煮 20 分钟，取汁弃渣，倒入足浴桶中，待水温合适放入双足浸泡。

疗程 每日睡前 1 次，每次 30 分钟，每日 1 剂，10 日为 1 个疗程。

中药材料

干姜 100 克　　　熟附子 30 克

—— 桂枝细辛汤 ——

功效：干姜可驱逐体内风寒；桂枝发汗解表，通阳化气；细辛解表散寒，祛风止痛。此汤温经通络，可以很好地舒缓下肢冷痛。

用法 将上述药物择净，加 2 升清水浸泡 30 分钟，煎煮 20 分钟，取汁弃渣，倒入足浴桶中，待水温合适放入双足浸泡。

疗程 每日睡前 1 次，每次 30 分钟，每日 1 剂，10 日为 1 个疗程。

中药材料

干姜 100 克　桂枝 50 克　细辛 10 克

手足欠温，足浴暖肢益气血

桂枝艾叶汤

功效：桂枝可发汗解表，通阳化气；小茴香散寒止痛，理气和胃；艾叶可温经止血，散寒止痛。此汤温经散寒，养血，可以很好地缓解手足欠温。

用法 将上述药物一起加 3 升清水，大火煮沸后再转小火煮半小时，滤除药渣，将药液倒入盆中，待不烫皮肤时，放入双足浸泡。

疗程 每日睡前 1 次，每次 15 ~ 30 分钟，每日 1 剂，10 日为 1 个疗程。

中药材料

桂枝 50 克　小茴香 50 克　艾叶 50 克

肉桂艾叶汤

功效：肉桂有补火助阳、散寒止痛、温通经脉的功效；艾叶可温经止血，散寒止痛。此汤益气健脾，补肾养血，可以很好地缓解手足欠温。

用法 将上述药物一起加 3 升清水，大火煮沸后再转小火煮半小时，滤除药渣，将药液倒入盆中，待不烫皮肤时，放入双足浸泡。

疗程 每日睡前 1 次，每次 15 ~ 30 分钟，每日 1 剂，10 日为 1 个疗程。

中药材料

肉桂 10 克　　　艾叶 10 克

头痛昏沉，足浴醒神治头痛

薄荷白芷汤

功效：薄荷可疏散风热，清利头目；羌活解表散寒，祛风胜湿；白芷、细辛可解表散寒，祛风止痛。此汤祛风解表，活血止痛，可以很好地改善头痛。

用法 将上述药物一起加3升清水，大火煮沸后再转小火煮半小时，滤除药渣，将药液倒入盆中，待不烫皮肤时，放入双足浸泡。

疗程 每日睡前1次，每次15分钟，每日1剂，10日为1个疗程。

中药材料

薄荷20克　羌活20克　白芷20克

细辛20克

白芷菊花汤

功效：吴茱萸可散寒止痛，降逆止呕；白芷可解表散寒，祛风止痛；菊花散风清热，平肝明目；藁本祛风散寒，除湿止痛。此汤平肝潜阳，散寒止痛，对头痛有缓解作用。

用法 将上述药物加2升清水浸泡10分钟，煎煮10分钟，取药汁与醋一起倒入足浴桶，调好水温后浸足。

疗程 每日睡前1次，每次30分钟，每日1剂，10日为1个疗程。

中药材料

吴茱萸35克　白芷20克　菊花30克

藁本30克　醋20毫升

鼻塞难受，通气是关键

防风菊花汤

功效：荆芥、防风、菊花祛风解表，胜湿止痛；金银花、苍耳子清热解毒，补虚疗风；桑白皮息风定惊，清热平肝。此汤祛风散寒，润肺通窍，可以缓解鼻塞。

用法 将上述药物一起加 3 升清水，大火煮沸后再转小火煮 30 分钟，倒入盆中，待不烫皮肤时，放入双足浸泡。

疗程 每日睡前 1 次，每次 30 分钟，每日 1 剂，10 日为 1 个疗程。

中药材料

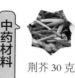 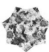

荆芥 30 克　防风 30 克　菊花 30 克

金银花 45 克　苍耳子 45 克　桑白皮 15 克

桑白皮清热汤

功效：桑白皮清热消炎；夏枯草清肝泻火，散结消肿；白芷解表散寒，通鼻窍。此品清热泻肺，可以很好地缓解鼻炎导致的鼻塞。

用法 将上述药物择净，清水浸泡 30 分钟，加 2 升清水煎煮 20 分钟，取汁弃渣倒入足浴桶，待水温合适时放入双足浸泡。

疗程 每日睡前 1 次，每次 30 分钟，每日 1 剂，10 日为 1 个疗程。

中药材料

桑白皮 50 克　夏枯草 30 克　白芷 10 克

便秘腹胀痛，足浴清热助通便

—— 火麻仁汤 ——

功效：火麻仁润肠通便；白术健脾益气，燥湿利水；枳壳理气宽中，行滞消胀。此汤可清热泻火，润肠通便，缓解便秘之苦。

用法 将上述药物一起加 3 升清水，大火煮沸后再转小火煮 30 分钟，滤除药渣，将药液倒入盆中，待不烫皮肤时，放入双足浸泡。

疗程 每日睡前 1 次，每次 30 分钟，每日 1 剂，10 日为 1 个疗程。

中药材料

火麻仁 60 克　白术 30 克　枳壳 15 克

—— 双叶冬瓜皮汤 ——

功效：竹叶清热除烦，生津利尿；萝卜叶消食和中；冬瓜皮利尿消肿。此汤清热通便，对便秘有很好的舒缓作用。

用法 将上述药物洗净，加 2 升清水，煎煮 10 分钟取汁弃渣，倒入足浴桶，待水温适合后足浴。

疗程 每日睡前 1 次，每次 30 分钟，每日 1 剂，10 日为 1 个疗程。

中药材料

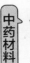

竹叶 30 克　萝卜叶 50 克　冬瓜皮 50 克

痔疮有苦难言，足浴摆脱烦恼

—— 槐花黄檗汤 ——

功效：槐花、贯众凉血止血，清肝泻火；黄檗清热燥湿，解毒疗疮；白头翁、马齿苋清热解毒，凉血止痢。此汤有清热止血之效，对痔疮有舒缓作用。

用法 将以上药物一起加 3 升清水，冷水泡 30 分钟，大火煮沸后再转小火煮 30 分钟，滤除药渣，将药液倒入盆中，待不烫皮肤时，放入双足浸泡。

疗程 每日睡前 1 次，每次 15 分钟，每日 1 剂，10 日为 1 个疗程。

中药材料

 槐花 30 克
 黄檗 30 克
 贯众 30 克
 白头翁 30 克
 马齿苋 30 克

—— 艾叶甘草汤 ——

功效：艾叶散寒除湿；白矾燥湿止痒；马齿苋清热解毒，凉血止痢；金银花清热解毒，疏散风热；甘草清热解毒。此汤能清肠热，化湿，消肿止痛。

用法 将上述药物洗净，加 2 升清水，煎煮 10 分钟取汁弃渣，倒入足浴桶，待水温合适浸入双足。

疗程 每日睡前 1 次，每次 30 分钟，每日 1 剂，10 日为 1 个疗程。

中药材料

 艾叶 30 克
 白矾 30 克
 马齿苋 30 克
 金银花 30 克
 甘草 30 克

肩周炎寒湿重，足浴散寒除湿兼活血

威灵仙祛湿汤

功效：威灵仙祛风湿，通经络；地龙通行经络；桂枝散寒止痛，通阳化气；桑枝祛风湿，利关节；羌活、红花活血通经，散瘀止痛。此汤益气行血，常用于气虚血瘀，经络不利。

用法 将以上药物一起加3升清水，冷水泡30分钟，大火煮沸后再转小火煮30分钟，滤除药渣，将药液倒入盆中，待不烫皮肤时，放入双足浸泡。

疗程 每日睡前1次，每次30分钟，每日1剂，10日为1个疗程。

中药材料

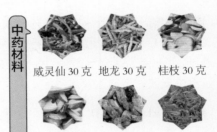

威灵仙30克　地龙30克　桂枝30克

桑枝30克　羌活15克　红花15克

艾叶羌活化瘀汤

功效：威灵仙祛风湿，通经络；石菖蒲、夏枯草理气活血，散风祛湿；艾叶，羌活，独活活血通经，散瘀止痛。此汤化瘀消滞，行气止痛，可缓解肩周炎导致的不适症状。

用法 将上述诸药捣碎，放入食醋浸泡20分钟，加清水1.5升煎汤，煮沸20分钟后去渣取汁。先用纱布蘸药浸洗患处，再调温后浴足。

疗程 每日1～2次，每次30分钟，每日1剂，7日为1个疗程。

中药材料

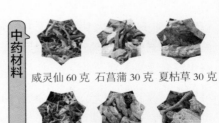

威灵仙60克　石菖蒲30克　夏枯草30克

艾叶20克　羌活20克　独活20克

关节炎疼痛难忍，足浴祛风又除湿

伸筋草祛湿汤

功效：鸡血藤、威灵仙活血补血，舒筋活络；伸筋草祛风除湿；桃仁，川芎解郁止痛；海桐皮祛风湿，强筋壮骨。此汤补益气血，活血散瘀，主治关节不利。

用法 将上述药物一起加3升清水，大火煮沸后再转小火煮30分钟，将药液倒入盆中，待不烫皮肤时，放入双足浸泡。

疗程 每日1～2次，每次15分钟，每日1剂，7日为1个疗程。

中药材料

鸡血藤30克　威灵仙30克　伸筋草30克

桃仁20克　　川芎20克　　海桐皮15克

茜草根大黄汤

功效：茜草根通经脉，治骨节风痛；生大黄祛瘀止血。此汤活血化瘀，消肿止痛，对关节不利、膝关节痛有很好的缓解作用。

用法 将两味药一同研碎，用纱布袋装好，加2升清水浸泡20分钟，倒入锅中煎煮20分钟，取汁弃渣，调好水温浴足。

疗程 每日1～2次，每次30分钟，每日1剂，7日为1个疗程。

中药材料

茜草根35克　　　生大黄20克

。腰痛可重可轻，足浴止痛效果好。

桃仁红花汤

功效：桃仁活血祛瘀；红花活血通经，散瘀止痛；川芎祛风止痛；赤芍清热凉血；三七散瘀止血，消肿定痛。此汤舒筋活血，化瘀止痛，可以很好地缓解腰痛。

用法 将上述药物一起加 3 升清水，大火煮沸后再转小火煮 30 分钟，倒入盆中，待不烫皮肤时，放入双足浸泡。

疗程 每日睡前 1 次，每次 15 分钟，每日 1 剂，10 日为 1 个疗程。

中药材料

 桃仁 30 克　 红花 30 克　 川芎 30 克

 赤芍 30 克　 三七 15 克

伸筋草红花汤

功效：麻黄发汗解表，利水消肿；透骨草活血化瘀，通经透骨；伸筋草祛风除湿；红花、桑枝活血通经，散瘀止痛。此汤温经活血，通络止痛，可缓解腰痛。

用法 将上述药物用纱布袋装好，加 2 升清水煎煮 10 分钟，药汁倒入足浴桶调好温度，睡前足浴。

疗程 每日睡前 1 次，每次 30 分钟，每日 1 剂，10 日为 1 个疗程。

 中药材料

 麻黄 15 克　 透骨草 15 克　 伸筋草 15 克

 红花 15 克　 桑枝 15 克

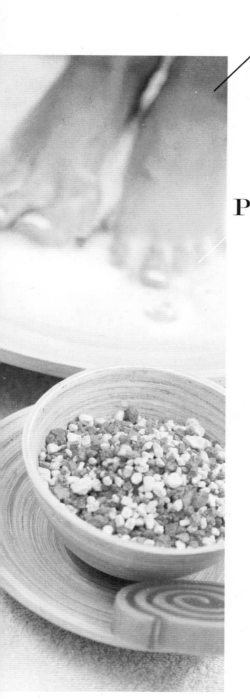

Part

3

足疗"地图"，
常用足穴与反射区

　　中医指出，因为人体的特殊结构，人身体各个器官的神经都会延伸至足部，当人体的某个器官出现异常时，足部相对应的部位就会有结晶沉积成为痛点，这些痛点就是穴位和反射区。按准穴位和反射区，可以辅助治疗身体脏腑不适，达到强身健体的功效。那么足部的穴位和反射区你了解多少呢？翻开本章，你将找到答案。

Foot
足指部的穴位及反射区

1 隐白穴 。健脾统血宁心神 。

隐白穴属足太阴脾经，是脾经之井穴，是治疗月经过多、崩漏的要穴。脾主统血，脾阳虚弱，则统血无力，易导致各类出血疾患，尤以妇科病症多见。刺激本穴可健脾，回阳，止血，让人恢复好气色。

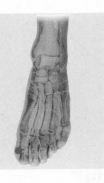

- **主治** ___ 月经不调、崩漏、便血、尿血、吐血、腹胀、腹满等病症。
- **定位** ___ 位于足大指末节内侧，距指甲角0.1寸（指寸）。
- **按摩** ___ 用拇指指尖用力掐按隐白穴100～200次，以局部温热为宜。

2 大都穴 。健脾和胃利水湿 。

大都穴是足太阴脾经的腧穴，《铜人腧穴针灸图经》曰："治热病汗不出，手足逆冷，腹满，善呕，烦热闷乱，吐逆，目眩。"刺激大都穴能健脾利湿，改善脾虚引起的各种肠胃疾病。

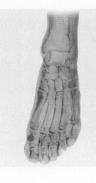

- **主治** ___ 腹胀、胃痛、呕吐、腹泻、便秘、急慢性肠炎、足指痛等病症。
- **定位** ___ 位于足内侧缘，当足大指本节（第一跖指关节）前下方赤白肉际凹陷处。
- **按摩** ___ 用拇指指尖用力掐揉大都穴100～200次，以有酸胀感为度。

3 大敦穴 • **疏调肝肾安心神** •

自古以来，大敦被视为镇静及恢复神志的要穴，此穴为人体足厥阴肝经上的主要穴位之一。指压按法可缓解焦躁的情绪。

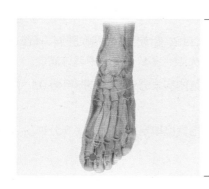

- 主治 ___ 疝气、腹痛、月经不调、遗尿、崩漏、阴挺、男性疾病及癫痫等病症。
- 定位 ___ 位于足大指末节外侧，距指甲角 0.1 寸（指寸）。
- 按摩 ___ 用拇指指尖掐按大敦穴 3 ～ 5 分钟。

4 厉兑穴 • **清热泻火安心神** •

厉兑穴是足阳明胃经的腧穴，具有清热泻火、理气安神的作用。经常掐按此穴，可以有效缓解热病、咽喉肿痛、上火引起的牙痛等发热病症。

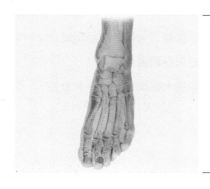

- 主治 ___ 鼻出血、牙痛、咽喉肿痛、腹胀、热病、多梦、癫痫等病症。
- 定位 ___ 位于足第二指末节外侧，距指甲角 0.1 寸（指寸）。
- 按摩 ___ 用手指关节夹按厉兑穴 2 ～ 3 分钟。

5 足窍阴穴 · **疏肝解郁通经络** ·

足窍阴穴是足少阳胆经的腧穴，本穴对呃逆、喉痹、舌强、口干、耳聋等病症有效。经常掐按此穴，还可以有效治疗妇科疾病。

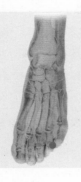

- 。**主治** ___ 偏头痛、目眩、目赤肿痛、咽喉肿痛、耳聋、耳鸣、失眠、多梦、月经不调等病症。
- 。**定位** ___ 位于足第四指末节外侧，距指甲角 0.1 寸（指寸）。
- 。**按摩** ___ 用手指指尖掐按足窍阴穴 3 ～ 5 分钟。

6 大脑反射区 · **清热解表开官窍** ·

人的大脑皮质高度发达，具有感觉分析功能，可调节躯体运动及内脏活动功能，调节体温，调节生殖功能及语言、学习、记忆、思维等高级功能，是人体生命的指挥中枢。按摩此反射区时，若有胀气感，多见于感冒、失眠、高血压或低血压等病症。

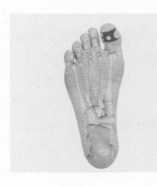

- 。**主治** ___ 脑血栓、头晕、头痛、神经衰弱。
- 。**定位** ___ 位于双足拇指指腹全部。
- 。**按摩** ___ 用掐法掐按大脑反射区 2 ～ 5 分钟。

7 额窦反射区 。**开窍聪耳泻火热** 。

前额是头部的一部分，其中额窦对发音起共鸣作用。按摩此反射区时，若有胀气感并感觉有刺激性疼痛，多见于感冒、头痛、头晕、神经衰弱等病症；触摸此处不易出现颗粒结节感。

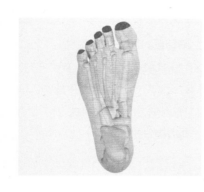

- 主治 ___ 脑卒中、眼耳口鼻疾病。
- 定位 ___ 位于 10 个脚指的指端约 1 厘米范围内。
- 按摩 ___ 用掐法掐按额窦反射区 2 ~ 5 分钟。

8 脑垂体反射区 。**调经统血利心脏** 。

脑垂体是人体重要的内分泌腺，它与下丘脑构成一个紧密联系的功能体系，起到上连中枢神经系统，下接其他内分泌腺的桥梁作用。按摩此反射区时，若有颗粒结节感，表示生长功能发生变化，应及早检查；若此处有凹陷，多见于内分泌失调。

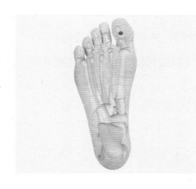

- 主治 ___ 各种腺体功能失调及更年期综合征。
- 定位 ___ 位于双足拇指指腹中央隆起部位，在脑反射区深处。
- 按摩 ___ 用单食指叩拳法顶压脑垂体反射区 2 ~ 5 分钟。

9 小脑及脑干反射区 。**止痛醒脑利关节**。

　　小脑及脑干可维持身体平衡，调节肌肉张力，协调肌肉运动。脑干有许多重要的神经中枢，传导承上启下的各种上行或下行的神经冲动，是调节躯体运动的重要中枢。按摩此反射区时，若有颗粒结节感，可见于运动神经损伤、脑震荡后遗症。

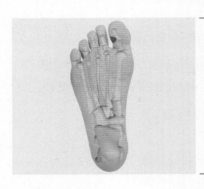

- **主治** —— 高血压、脑震荡、肌腱关节疾病。
- **定位** —— 位于双足拇指根部外侧靠近第二节指骨处。
- **按摩** —— 用掐法掐按小脑及脑干反射区2～5分钟，以有酸胀感为度。

10 鼻反射区 。**通利鼻窍畅气机**。

　　鼻是嗅觉器官，也是呼吸器官，具有过滤空气、使空气暖化湿润的作用。按摩此反射区时，若有胀气感，多见于感冒、鼻炎等病症；若有颗粒结节感，多见于慢性鼻炎、萎缩性鼻炎等。

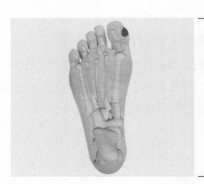

- **主治** —— 鼻塞、流涕、鼻炎、上呼吸道感染。
- **定位** —— 位于双足拇指指腹内侧延伸到拇指指甲的根部。
- **按摩** —— 用掐法掐按鼻反射区2～5分钟。

11 三叉神经反射区 。**祛风止痛舒筋络** 。

　　三叉神经是面部的感觉神经，支配咀嚼肌的运动。它支配眼、上下颌、口腔及颜面皮肤肌肉运动及感觉。按摩此反射区时，若有胀气感或颗粒结节感，表示可能患有牙痛、感冒、偏头痛或面神经麻痹。

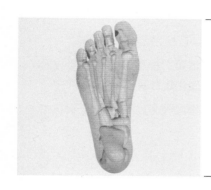

- ◦ **主治** ___ 面神经麻痹、感冒、失眠、神经痛。
- ◦ **定位** ___ 位于双足拇指近第二指的外侧约45°角。
- ◦ **按摩** ___ 用刮压法刮压三叉神经反射区2～5分钟，以局部发红为度。

12 颈项反射区 。**醒脑止痛舒筋络** 。

　　颈项是头部与躯体的联系要道，能协调头部各个方位的运动。按摩此反射区时，若有胀气感，多见于落枕、颈项酸痛；若有颗粒结节感，多见于颈椎骨质增生。

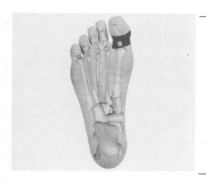

- ◦ **主治** ___ 颈项酸痛、头晕、落枕、高血压。
- ◦ **定位** ___ 位于双足拇指根部横纹处。
- ◦ **按摩** ___ 用刮压法刮压颈项反射区2～5分钟。

13 眼反射区 · **清头明目舒筋络** ·

眼是视觉器官，最重要的感觉器官之一，可以在不同的环境下对自己的具体形态进行改变，使得人类在复杂的环境中获取正确的信息。按摩此反射区时，若有粗糙感，表示患有视觉疲劳；若有胀气感，多见于眼睛功能异常。

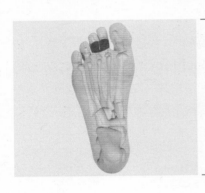

- **主治** —— 结膜炎、近视、远视、白内障。
- **定位** —— 位于双足第二指和第三指中部与根部，包括足底和足背两处。
- **按摩** —— 用拇指指腹按压法按压眼反射区 2 ~ 5 分钟。

14 耳反射区 · **醒脑安神聪耳窍** ·

耳位于眼睛后面，它具有辨别振动源的功能，能将振动源发出的声音转换成神经信号，然后传给大脑。按摩此反射区时，若有粗糙感，多见于耳鸣、重听；若有胀气感，多见于感冒、耳鸣、外耳道湿疹等；若有颗粒结节感，多见于中耳炎、耳外伤等病症。

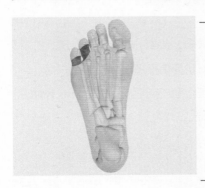

- **主治** —— 耳鸣、中耳炎、耳聋。
- **定位** —— 位于双足第四指与第五指中部和根部，包括足底和足背两处。
- **按摩** —— 用拇指指腹按压法按压耳反射区 2 ~ 5 分钟。

15 口腔、舌反射区 · 活血通络止疼痛 ·

舌位于口腔底，是一肌性器官，具有感受味觉、协助咀嚼和吞咽食物以及辅助发音等功能。按摩此反射区时，若有胀气感，多见于口腔溃疡、味觉异常；若有颗粒结节感，多见于牙痛、颊痛。

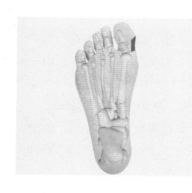

- **主治** —— 口腔溃疡、味觉异常、牙痛。
- **定位** —— 位于双足拇指第一节底部内缘，在血压点反射区的内侧。
- **按摩** —— 用刮压法刮压口腔、舌反射区2～5分钟。

16 血压点反射区 · 降压升压皆可行 ·

平稳的血压有益于身体健康，当血压过高或过低时，容易引起一系列不适反应。按摩刺激血压点反射区，可以双向调节血压。按摩此反射区时，若有颗粒结节感，多见于血压异常、动脉粥样硬化、颈椎病等。

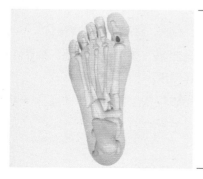

- **主治** —— 高血压、低血压、动脉粥样硬化。
- **定位** —— 位于双足拇指第一节底部内缘，颈项反射区中央。
- **按摩** —— 用掐法掐按血压点反射区2～5分钟。

❧ Foot ❧

足底部的穴位及反射区

1 涌泉穴 ❧ 平肝息风滋肾阴 ❧

　　涌泉穴是足少阴肾经的常用腧穴之一，为肾经之井穴，急救穴之一。正确刺激该穴能够治疗多种病症，使人精力充沛，对各类亚健康症状的治疗有很大帮助。

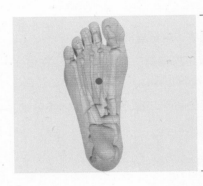

- **主治** ___ 头项痛、头晕、眼花、咽喉痛、舌干、小便不利、大便难、足心热、晕厥、休克等病症。
- **定位** ___ 位于足底部，蜷足时足前部凹陷处。
- **按摩** ___ 用手掌自然轻缓地拍打涌泉穴，以足底部有热感为宜。左右各操作1～3分钟。

2 腹腔神经丛反射区 ❧ 调经统血健脾阳 ❧

　　腹腔神经丛可调节胃肠等脏器生理功能。按摩此反射区时，如果皮下有颗粒结节感，多见于严重消化不良、贫血、免疫力低下者，也见于肾脏疾病患者。

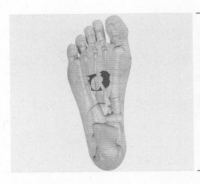

- **主治** ___ 胃痉挛、腹胀、胸闷、腰酸背痛。
- **定位** ___ 位于双足底第二至四跖骨体处，分布在肾反射区周围。
- **按摩** ___ 用拇指指腹按压法按压腹腔神经丛反射区2～5分钟。

3 肾上腺反射区 。**祛风消炎调激素** 。

肾上腺可分泌激素，维持体内水盐代谢的平衡、糖和蛋白质代谢的平衡等，对机体可起到应急作用，堪称"人体消防器"。此反射区一般不作为诊断，主要用于治疗。

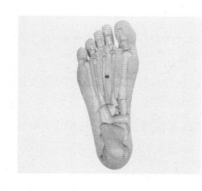

- ○ **主治** ___ 各种炎症、哮喘、心律不齐、风湿症、高血压、过敏。
- ○ **定位** ___ 位于双足底部，第二、三跖骨体之间，肾反射区前端。
- ○ **按摩** ___ 用单食指叩拳法顶压肾上腺反射区 2 ~ 5 分钟。

4 肾反射区 。**补肾强腰利二便** 。

肾是重要的排泄器官，有产生生物活性物质的功能，可促进生长发育，延缓衰老，是人体生命之本。按摩此反射区时，若有胀气感，多见于肾虚、尿频、尿急等；若皮下有颗粒结节感，多见于肾炎、肾结石、泌尿系统感染等病症。

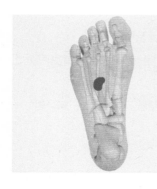

- ○ **主治** ___ 肾炎、肾结石、腰痛、高血压。
- ○ **定位** ___ 位于双足底部，第二跖骨与第三跖骨体之间。
- ○ **按摩** ___ 用单食指叩拳法顶压肾反射区 2 ~ 5 分钟，以局部有酸痛感为度。

5 输尿管反射区 。**清利三焦利腑气** 。

输尿管上接肾盂，下连膀胱，是一对细长的管道，呈扁圆柱状，其功能是输送尿液。此反射区不作为诊断，主要用于治疗。

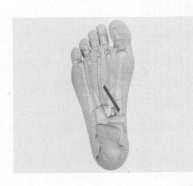

- **主治** ___ 输尿管炎、高血压、动脉粥样硬化、泌尿系统感染。
- **定位** ___ 位于双足底自肾脏反射区斜向内后方至足舟状骨内下方。
- **按摩** ___ 用单食指叩拳法顶压输尿管反射区2～5分钟。

6 膀胱反射区 。**活血通络消炎症** 。

膀胱是一个储尿器官。膀胱与尿道的交界处有括约肌，其可以控制尿液的排出，功能是储存尿液。按摩此反射区时，若有敏感的压痛感，多见于痔疮、肛裂等病症，也有可能是膀胱异常。

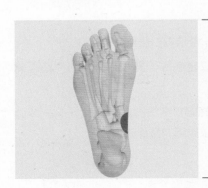

- **主治** ___ 泌尿系统疾病以及膀胱疾病。
- **定位** ___ 位于双足脚掌底面与脚掌内侧交界处，足跟前方。
- **按摩** ___ 用刮压法刮压膀胱反射区2～5分钟。

7 臀部反射区 。**祛风活血通经络** 。

　　臀部与坐骨神经支配大腿、小腿与足部的运动与感觉功能。按摩此反射区时，若摸到皮下有颗粒结节感，多见于臀部软组织损伤、腰椎间盘突出等。

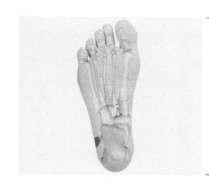

- **主治** ___ 腰痛、膝冷、痿痹。
- **定位** ___ 位于双足底跟骨结节外缘区域，连接股部反射区。
- **按摩** ___ 用单食指叩拳法顶压臀部反射区 2 ~ 5 分钟。

8 上臂反射区 。**理气通络止疼痛** 。

　　上臂，运动灵巧，包括肩部肌、臂肌、前臂肌和手肌。肩部肌分布于肩关节周围，有保护和活动肩关节的作用。按摩此反射区时，若有颗粒结节感，多见于颈肩综合征。

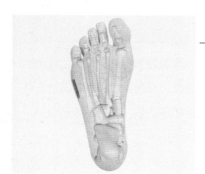

- **主治** ___ 手臂酸痛、手麻、网球肘。
- **定位** ___ 位于双足底外缘腋窝反射区的下方，第五跖骨外侧。
- **按摩** ___ 用单食指叩拳法顶压上臂反射区 2 ~ 5 分钟。

9 甲状腺反射区 。清心安神通经络。

甲状腺激素有控制痉挛、抽搐、晕厥、休克，防止血管破裂及促进体内钙、磷代谢的作用。若该腺体全部被切除，血钙的浓度降低，则会出现手足抽搐，可导致死亡。按摩此反射区时，若有胀气感，多见于心律失常；若有颗粒结节感，多见于甲状腺肥大。

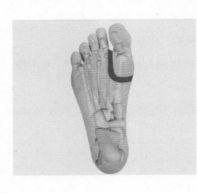

- 主治 ___ 甲状腺功能亢进或低下、甲状腺炎、失眠。
- 定位 ___ 位于足底第一、第二跖骨之间前半部，横跨第一跖骨中部。
- 按摩 ___ 用刮压法刮压甲状腺反射区2～5分钟。

10 斜方肌反射区 。疏经活络解酸痛。

上部肌束收缩可上提肩胛骨，下部肌束收缩使肩胛骨下降，全肌收缩使肩胛骨向脊柱靠拢。按摩此反射区时，若有胀气感，多见于颈肩背部疼痛、颈椎病等；若有颗粒结节感，则多见于落枕、肩周炎、背部肌肉损伤。

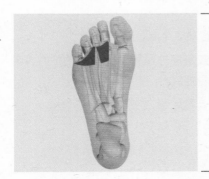

- 主治 ___ 肩周炎、颈肩背部疼痛、落枕、手麻。
- 定位 ___ 位于双足底眼反射区、耳反射区近心端。
- 按摩 ___ 用单食指叩拳法顶压斜方肌反射区2～5分钟。

11 肺及支气管反射区 。**止咳化痰调气机** 。

　　肺是进行气体交换的主要场所。为了维持人体的新陈代谢和功能活动，肺及支气管必须不断从外界摄取氧气并将二氧化碳排出体外。按摩此反射区时，若双脚都有胀气感，表示肺部出现了不适；若仅发生在左脚，则多见于咳嗽、哮喘、上呼吸道感染等。

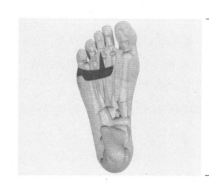

- **主治** ___ 肺炎、支气管炎、肺气肿、胸闷。
- **定位** ___ 位于自甲状腺反射区向外到肩反射区处约一横指宽的带状区。
- **按摩** ___ 用拇指指腹推压法推压肺及支气管反射区2～5分钟。

12 肝反射区 。**养肝明目助消化** 。

　　肝不仅分泌胆汁，参与消化活动，还具有代谢、贮存糖原、解毒、吞噬、防御等作用。在胚胎时期，肝还具有造血等重要功能。按摩此反射区时，若有胀气感，多见于消化不良；若有颗粒结节感，多见于肝炎；若摸到块状物，多见于肝硬化。

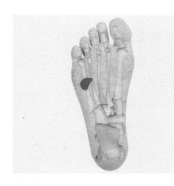

- **主治** ___ 肝炎、肝硬化、食欲不振、眼病。
- **定位** ___ 位于右足底第四跖骨与第五跖骨前段间。
- **按摩** ___ 用单食指叩拳法顶压肝反射区2～5分钟，以局部酸痛为度。

13 胆囊反射区 · **疏肝利胆和胃气** ·

胆贮存和浓缩胆汁，进食时将胆汁排入十二指肠对食物进行消化。按摩此反射区时，若有颗粒结节感，多见于胆囊炎、胆结石等；若有线条样感觉，多见于胆息肉。

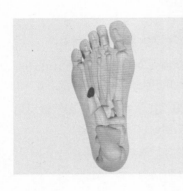

- **主治** ___ 胆囊炎、胆结石、便秘、食欲不振。
- **定位** ___ 位于右足底第三、第四跖骨中段之间，在肝反射区的内下方。
- **按摩** ___ 用单食指叩拳法顶压胆囊反射区 2 ~ 5 分钟。

14 胃反射区 · **理气和胃通经络** ·

胃具有容纳食物、分泌胃液、初步消化食物的功能。按摩此反射区时，若有胀气感，多见于消化不良、打嗝、恶心；若有颗粒结节感，多见于胃炎、胃溃疡等；若有块状物，多见于胃结石、胃胀。

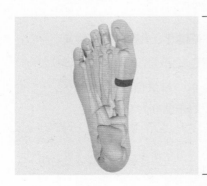

- **主治** ___ 胃痛、胃胀、恶心、急慢性胃炎。
- **定位** ___ 位于双足底第一跖骨中部，甲状腺反射区下约一横指宽。
- **按摩** ___ 用单食指叩拳法顶压胃反射区 2 ~ 5 分钟，以局部有酸胀感为度。

15 胰腺反射区 。**生发胃气燥脾湿** 。

胰脏兼有分泌功能，对消化过程起重要作用（特别是对蛋白质和脂肪的消化）。按摩此反射区时，若有较大而硬的块状物，表示胰脏功能异常，多见于糖尿病、消化不良、胰腺炎等病症。

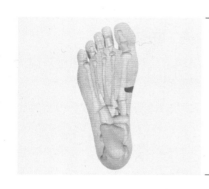

- 。**主治** ___ 消化不良、胰腺炎、糖尿病。
- 。**定位** ___ 位于双足底第一跖骨体中下段。
- 。**按摩** ___ 用单食指叩拳法顶压胰腺反射区 2 ~ 5 分钟。

16 十二指肠反射区 。**和胃行水止疼痛** 。

十二指肠具有消化吸收营养物质的功能。此反射区不作为诊断，主要用于治疗。长期按摩此反射区，可以理气止痛，养气和胃。

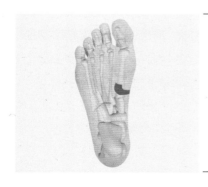

- 。**主治** ___ 十二指肠溃疡、消化不良、食欲不振、腹胀。
- 。**定位** ___ 位于双足底第一跖骨底处，胰腺反射区的后外方。
- 。**按摩** ___ 用单食指叩拳法顶压十二指肠反射区 2 ~ 5分钟。

17 升结肠反射区 ● **调和肠胃消积滞** ●

升结肠推动食物消化，吸收营养物质，运送废物。按摩此反射区时，若出现软的小块状，多见于儿童肠寄生虫症。

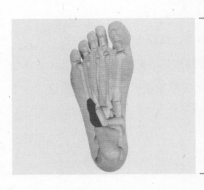

- ○ **主治** ___ 腹胀、腹泻、腹痛、便秘。
- ○ **定位** ___ 位于右足底，从跟骨前缘沿骰骨外侧至第五跖骨底部。
- ○ **按摩** ___ 用刮压法刮压升结肠反射区2～5分钟。

18 小肠反射区 ● **清胃泻火理气机** ●

小肠是食物消化吸收的重要场所，其分泌肠液进行消化并吸收营养成分。小肠还有淋巴组织，可以消灭有害的细菌。按摩此反射区时，若有胀气感，多见于消化不良、腹胀等；若有颗粒结节感，多见于伤寒证。

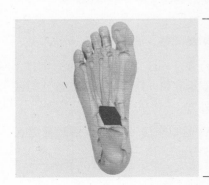

- ○ **主治** ___ 急慢性肠炎、消化不良、食欲不振、腹胀。
- ○ **定位** ___ 位于双足底中部凹入区域。
- ○ **按摩** ___ 用单食指叩拳法顶压小肠反射区2～5分钟。

19 回盲瓣反射区 。**理气消胀止疼痛** 。

　　回盲瓣可延缓小肠的食物进入大肠，使之得到充分消化吸收，并防止大肠内容物逆流入回肠。按摩此反射区时，若肌肉组织较软，表示可能患有腹胀、腹痛等病症；若肌肉组织较硬，则表示可能患有下腹疼痛。

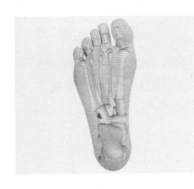

- ○**主治** ___ 消化不良、泛酸、胃痛。
- ○**定位** ___ 位于右足底跟骨前缘靠近外侧，在盲肠反射区上方。
- ○**按摩** ___ 用拇指指腹推压法推压回盲瓣反射区2 ~ 5分钟。

20 盲肠及阑尾反射区 。**清热和胃消炎症** 。

　　盲肠及阑尾可延缓小肠的食物进入大肠，使之得到充分消化吸收，并防止大肠内容物逆流入回肠。按摩此反射区时，若肌肉组织较软，表示可能经常出现腹胀；若组织较硬，则表示可能患有慢性阑尾炎。

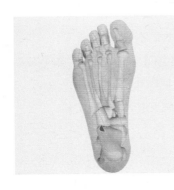

- ○**主治** ___ 腹胀、腹泻、阑尾炎。
- ○**定位** ___ 位于右足底跟骨前缘靠近外侧，与小肠及升结肠反射区连接。
- ○**按摩** ___ 用拇指指腹推压法推压盲肠及阑尾反射区2 ~ 5分钟。

21 心反射区 • 理气止痛强心脉 •

　　心是心血管系统的中枢，它不断地有节律地搏动，以推动血液循环的正常进行。按摩此反射区时，若有胀气感，多见于心律不齐；若有颗粒结节感，表示心脏出现器质性病变；触摸时若有索样反应，多见于动脉粥样硬化、高血压。

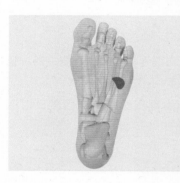

○ **主治** ___ 心绞痛、胸闷、高血压、低血压。

○ **定位** ___ 位于左足底第四跖骨与第五跖骨前段间。

○ **按摩** ___ 用拇指指腹推压法推压心反射区 2 ~ 5 分钟。

22 脾反射区 • 助阳健脾调肠气 •

　　脾具有藏血统血的功能，产生淋巴细胞，是人体最大的免疫系统，主运化，具有"修整"红细胞结构和清除血液中的其他异物的功能。按摩此反射区时，若感觉有较多颗粒，则表示有严重消化不良、贫血等问题，有时候也可能是结肠出现问题。

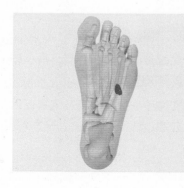

○ **主治** ___ 消化不良、食欲不振、贫血。

○ **定位** ___ 位于左足底第四、五跖骨间，距心反射区下方约一横指处。

○ **按摩** ___ 用掐法掐按脾反射区 2 ~ 5 分钟。

23 横结肠反射区 ◦ **调理肠胃消水肿** ◦

横结肠由横结肠系膜连于腹后壁，活动度大，可吸收营养物质，运送废物。此反射区内不易出现异常，一般不作为诊断，主要用于治疗。

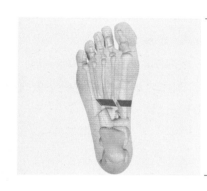

- **主治** ___ 腹胀、腹泻、便秘、肠炎。
- **定位** ___ 位于双足底第一至五跖骨底部与第一至三楔骨、骰骨交界。
- **按摩** ___ 用单食指叩拳法顶压横结肠反射区2～5分钟。

24 降结肠反射区 ◦ **调理肠胃固肾气** ◦

降结肠自结肠脾曲开始，垂直向下至左髂嵴平面续于乙状结肠。其功能是吸收营养物质，运送废物。按摩此反射区时，若有颗粒结节感，多见于便秘、肠炎、慢性痢疾；若有块状物，则表示有习惯性便秘。

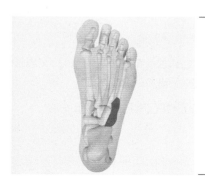

- **主治** ___ 腹胀、腹泻、便秘、肠炎。
- **定位** ___ 位于左足底中部第五跖骨底沿骰骨外缘至跟骨前缘。
- **按摩** ___ 用刮压法刮压降结肠反射区2～5分钟。

25 乙状结肠及直肠反射区 ◦ **理气和胃通经络** ◦

　　乙状结肠是位于降结肠与直肠之间的一段结肠，起于降结肠下端，向下行，止于直肠。其功能是运送大便至肛门排出。按摩此反射区时，若有颗粒结节感，多见于便秘、肠炎、慢性痢疾；若有块状物，则表示有习惯性便秘。

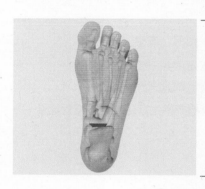

　　◦ **主治** ___ 腹胀、腹泻、便秘、肠炎。

　　◦ **定位** ___ 位于左足底跟骨前缘，呈一横带状区域。

　　◦ **按摩** ___ 用刮压法刮压乙状结肠及直肠反射区2 ~ 5分钟。

26 肛门反射区 ◦ **解痉止痛通淋证** ◦

　　肛门是人体排除浊气的所在，既受脏气控制，也能影响脏气。其功能是排出粪便。此反射区不作为诊断，主要用于治疗。长期按摩此反射区，能够和胃通便，起到提肛的作用。

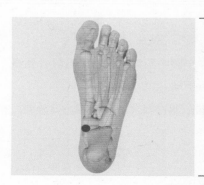

　　◦ **主治** ___ 便秘、便血、脱肛、痔疮。

　　◦ **定位** ___ 位于左足底跟骨前缘，乙状结肠及直肠反射区的末端。

　　◦ **按摩** ___ 用掐法掐按肛门反射区2 ~ 5分钟。

27 生殖腺反射区 。**清热利湿益肾气** 。

生殖腺可激发人体的第二性征出现，并维持正常性功能。按摩此反射区时，可摸到颗粒，大而固定，一般是跟骨骨刺，中老年易出现，经踩压老化后疼痛感会消失，但是颗粒不会消失。

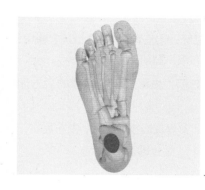

- **主治** ___ 性功能低下、不孕不育症、月经不调、痛经。
- **定位** ___ 位于双足底跟骨中央处。
- **按摩** ___ 用单食指叩拳法顶压生殖腺反射区2～5分钟。

28 失眠点反射区 。**安神助眠止疼痛** 。

此反射区可维持人体的正常睡眠，一般不作为诊断，主要用于治疗。长期按摩此反射区，可以养心安神，缓解失眠多梦的症状。

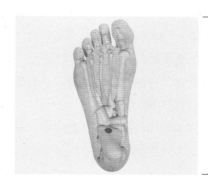

- **主治** ___ 失眠、多梦、头晕、头痛。
- **定位** ___ 位于双足底跟骨中央的前方，生殖腺反射区上方。
- **按摩** ___ 用拇指指腹按压法按压失眠点反射区2～5分钟。

Foot
足背部的穴位及反射区

1 太冲穴 · 疏肝理气平肝阳 ·

太冲穴为足厥阴肝经上的重要穴位之一，为肝经之输穴、原穴，刺激该穴可疏肝理气，通调三焦，使人心平气和，养护肝脏健康，远离疾病困扰。

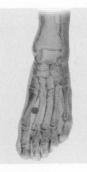

- **主治** —— 头痛、眩晕、月经不调、小儿惊风、癫痫、胁痛、腹胀、黄疸、目赤肿痛。
- **定位** —— 位于足背侧，当第一跖骨间隙的后方凹陷处。
- **按摩** —— 用拇指指尖垂直掐按太冲穴，先左后右，各掐按1～3分钟。

2 行间穴 · 清热息风调肝肾 ·

行间穴是足厥阴肝经上的主要穴位之一，为肝经之荥穴。荥穴善清泄邪火，可治热病。肝主怒，肝失疏泄，气郁火盛，易导致肝火旺盛，经常刺激本穴，可疏泄肝火。

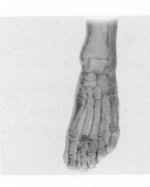

- **主治** —— 目赤肿痛、失眠、神经衰弱、月经不调、痛经、小便不利、尿痛、腹胀等病症。
- **定位** —— 位于足背侧，当第一、第二指间，指蹼缘的后方赤白肉际处。
- **按摩** —— 用拇指指尖掐按行间穴，有刺痛感，左右各掐按1～3分钟。

3 解溪穴 。**清胃化痰安心神** 。

　　解溪穴属足阳明胃经，为胃经之经穴，是胃经的母穴。"虚则补其母"，刺激解溪穴有健运脾胃、补益气血的作用，可以放松身心，改善脑供血不足。

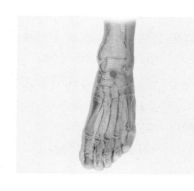

○ **主治** ___ 癫痫、精神病、头痛、腓神经麻痹、运动系统疾病、踝关节周围组织扭伤、胃炎、肠炎等病症。

○ **定位** ___ 位于足背与小腿交界处的横纹中央凹陷中。

○ **按摩** ___ 用拇指指腹推按解溪穴2～3分钟，力度适中。

4 陷谷穴 。**理气和胃利水湿** 。

　　陷谷穴是足阳明胃经上的腧穴。孕妇在妊娠后期会出现下肢水肿，而且下午较为明显。按压陷谷穴，对颜面水肿、下肢水肿、足背肿痛都有很好的疗效。

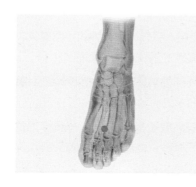

○ **主治** ___ 腹痛胀满、肠鸣泄痢、面目水肿、目赤痛、疝气、足背肿痛等病症。

○ **定位** ___ 位于足背，当第二、三跖骨结合部前方凹陷处。

○ **按摩** ___ 用拇指指腹揉按陷谷穴2～3分钟，力度适中。

5 内庭穴 · **清胃泻热化积滞** ·

内庭穴属足阳明胃经，为胃经之荥穴，具有清胃泻火、理气止痛的作用，是热证、上火的克星，对胃火引起的牙痛、咽喉肿痛、口臭等发热病症有良好的疗效。

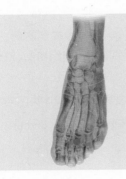

- **主治** —— 鼻出血、口臭、胃热上冲、腹胀满、肠疝痛、便秘、足背肿痛、发热、小便出血、耳鸣等病症。
- **定位** —— 位于足背，当二、三指间，指蹼缘后方赤白肉际处。
- **按摩** —— 用拇指指尖点按内庭穴 2 ~ 3 分钟。

6 丘墟穴 · **疏肝利胆消肿痛** ·

丘墟穴是足少阳胆经的腧穴，《针灸甲乙经》曰："目视不明，振寒，目翳，瞳子不见，腰两胁痛，脚酸转筋，丘墟主之。"说明丘墟穴有疏肝利胆、消肿止痛的作用，还能有效缓解胆囊炎等肝胆疾病。

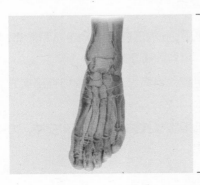

- **主治** —— 头痛、疟疾、疝气、目赤肿痛、胆囊炎、脑卒中偏瘫、下肢痿痹等病症。
- **定位** —— 位于足外踝的前下方，当趾长伸肌肌腱的外侧凹陷处。
- **按摩** —— 将拇指指尖放于丘墟穴上，有规律地揉按 3 ~ 5 分钟，以局部有酸胀感为宜。

7 足临泣穴 。 **疏肝息风化痰湿** 。

　　足临泣穴是足少阳胆经的腧穴，凡有凝滞郁塞之感者，此穴可以通之。长期掐按此穴，对产后缺乳也有很好的疗效。

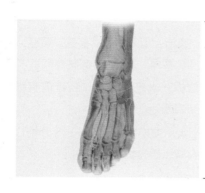

- ○**主治** ___ 头痛、心悸、目眩、目赤肿痛、目外眦痛、疟疾、脑卒中偏瘫等病症。
- ○**定位** ___ 位于足背外侧，当足四指关节后方，小指伸肌肌腱外侧凹陷处。
- ○**按摩** ___ 用手指指尖点按足临泣穴2～3分钟。

8 侠溪穴 。 **平肝息风消肿痛** 。

　　侠溪穴是足少阳胆经的腧穴，是筋膜之连接处。《针灸甲乙经》曰："胸胁支满，寒如风吹状，侠溪主之。"侠溪穴有平肝息风、消肿止痛之功，经常掐按侠溪穴还可有效治疗高血压。

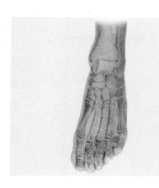

- ○**主治** ___ 头痛、眩晕、惊悸、耳鸣、耳聋、目赤肿痛、脑卒中、高血压等病症。
- ○**定位** ___ 位于足背外侧，当第四、五指间，指蹼缘后方赤白肉际处。
- ○**按摩** ___ 用手指指尖按揉侠溪穴5～6分钟，力度适中，做环状运动。

9 中封穴 。清泄肝胆疏经络 。

中封穴为足厥阴肝经之腧穴。《针灸甲乙经》曰："身黄时有微热，不嗜食，膝内踝前痛，少气，身体重，中封主之。"中封穴有清泄肝胆、疏经通络的作用。

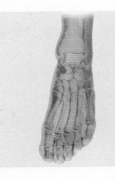

- **主治** ___ 阴茎痛、遗精、小便不利、疝气、黄疸、胸腹胀满、腰痛、足冷、内踝肿痛。
- **定位** ___ 位于足背侧，当足内踝前，胫骨前肌肌腱的内侧凹陷处。
- **按摩** ___ 用拇指指尖用力掐按中封穴3～5分钟，以局部有酸胀感为宜。

10 胸（乳房）反射区 。清心泄热理气机 。

乳房是产乳的腺性器官，仅在产后哺乳期受激素影响，有正常泌乳功能。按摩此反射区时，在前半部内，若有颗粒结节感，一般表示患有肺部炎症；若有块状，多见于乳腺肿瘤；若皮肤粗糙，则表示患有胸闷、气短。

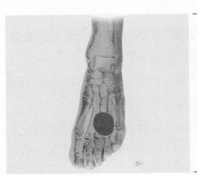

- **主治** ___ 胸闷、胸痛、乳腺炎、食管疾病。
- **定位** ___ 位于双足背第二、三、四跖骨所形成的带状区域。
- **按摩** ___ 用拇指指腹推压法推压胸（乳房）反射区2～5分钟。

11 内耳迷路反射区 。**清热祛火醒神志** 。

内耳迷路按功能的不同分为半规管、前庭和耳蜗三部分。半规管和前庭是分别维持人体动、静平衡的器官，耳蜗则直接和听觉有关。按摩此反射区时，应该摸到明显的沟缝，短浅窄为正常；若饱满，则多见于晕船、耳鸣、头晕等症。

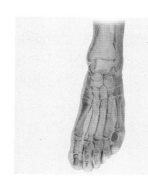

- **主治** —— 头晕、耳鸣、晕动症、高血压。
- **定位** —— 位于双足背第四跖骨和第五跖骨骨缝的前端。
- **按摩** —— 用刮压法刮压内耳迷路反射区2～5分钟，以局部皮肤发红为度。

12 扁桃体反射区 。**息风宁神利咽耳** 。

扁桃体能产生淋巴细胞和抗体，增强机体免疫功能。此反射区一般不作为诊断，主要用于治疗。长期按摩此反射区，可以清热，消炎。

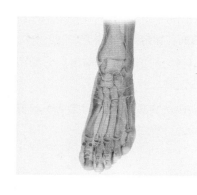

- **主治** —— 扁桃体炎、上呼吸道感染等病症。
- **定位** —— 位于双足背拇指的第二节上，肌腱左右两边。
- **按摩** —— 用掐法掐按扁桃体反射区2～5分钟。

13 上颌反射区 · 利咽消肿止疼痛 ·

上颌可促进运动器官、感觉器官和其他相关器官的发展，从而带动动物体质结构的全面进化。按摩此反射区时，若有胀气感或颗粒结节感，常见于牙痛、牙周炎、口腔溃疡等口腔疾患。

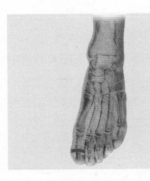

- **主治** ___ 颞颌关节紊乱综合征、牙周炎、口腔溃疡。
- **定位** ___ 位于双足背拇指间关节横纹上的一条横带状区域。
- **按摩** ___ 用双指夹压法夹压上颌反射区 2 ～ 5 分钟，以局部有酸胀感为度。

14 下颌反射区 · 利咽消肿治牙痛 ·

下颌可促进运动器官、感觉器官和其他相关器官的发展，从而带动动物体质结构的全面进化。按摩此反射区时，若有胀气感或颗粒结节感，常见于牙痛、牙周炎、口腔溃疡等口腔疾患。

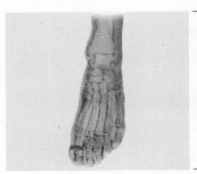

- **主治** ___ 颞颌关节紊乱综合征、牙周炎、口腔溃疡。
- **定位** ___ 位于双足背拇指指间关节横纹后方的一条横带状区域。
- **按摩** ___ 用双指夹压法夹压下颌反射区 2 ～ 5 分钟，以局部有酸胀感为度。

15 肋骨反射区 。**宽胸理气解胸闷** 。

肋骨是用来保护肺、心脏、肝脏等器官的骨骼，是整个胸腔的构架。按摩此反射区时，可能有颗粒结节感，一般表示胸胁有疾患，如胸闷、胸膜炎等症。

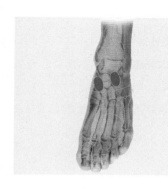

○**主治** ___ 胸膜炎、胸闷。

○**定位** ___ 位于足背第一楔骨与舟骨间凹陷区域。

○**按摩** ___ 用拇指指腹按压法按压肋骨反射区 2 ~ 5
分钟。

16 上身淋巴结反射区 。**消肿止痛除炎症** 。

淋巴有重要的免疫功能。淋巴液的循环能回收蛋白质，运送营养物质，对维持人体正常生命活动有重要意义。此反射区一般不作为诊断，主要用于治疗。经常按摩此反射区，能够消炎消肿，缓解炎症、水肿。

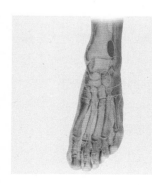

○**主治** ___ 发热、炎症、囊肿、水肿。

○**定位** ___ 位于双足背外侧踝骨前，由距骨、骰骨
构成的凹陷处。

○**按摩** ___ 用拇指指腹推压法推压上身淋巴结反射
区 2 ~ 5 分钟。

17 下身淋巴结反射区 。消炎镇痛除痛肿。

淋巴有重要的免疫功能。淋巴液的循环能回收蛋白质，运送营养物质，对维持人体正常生命活动有重要意义。此反射区一般不作为诊断，主要用于治疗。经常按摩此反射区，能够消炎消肿，缓解各种炎症、水肿。

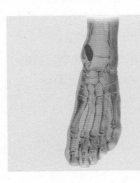

○ **主治** ___ 发热、各种炎症、囊肿。

○ **定位** ___ 位于双足背内侧踝骨前，由距骨、舟骨构成的凹陷处。

○ **按摩** ___ 用刮压法刮压下身淋巴结反射区2～5分钟。

18 头及颈淋巴结反射区 。化痰消肿舒筋络。

淋巴有重要的免疫功能。此处淋巴结能够清除头及颈部的代谢废物。此反射区一般不作为诊断，主要用于治疗。经常按摩此反射区，能够化痰消肿，舒筋活络。

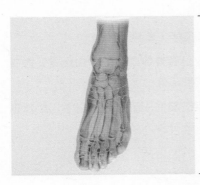

○ **主治** ___ 颈部淋巴结肿大、甲状腺肿大、牙痛、鼻炎。

○ **定位** ___ 位于双足各指间的指骨根部呈"凹"字形部位。

○ **按摩** ___ 用掐法掐按头及颈淋巴结反射区2～5分钟。

19 肩胛部反射区 。**祛风止痛舒筋络**。

肩胛可保护胸廓后壁，协助肩关节活动。此反射区的皮肤松弛，皮下血管多，不易触及气感。按摩此反射区时若有颗粒结节感，多见于背痛、肩痛、腰肌劳损等。

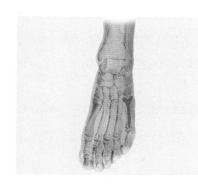

○ **主治** ___ 肩周炎、手臂酸痛、肩部损伤。

○ **定位** ___ 位于双足足背沿第四跖骨与第五跖骨的近端1/2位置。

○ **按摩** ___ 用拇指指腹推压法推压肩胛部反射区2～5分钟。

20 闪腰点反射区 。**理气止痛舒筋络**。

闪腰点反射区可以保护腰部，协助腰椎活动。按摩此反射区时，若有颗粒结节感，一般表示患有腰肌劳损。

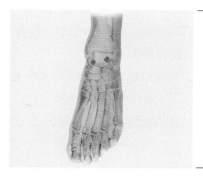

○ **主治** ___ 腰肌劳损、腰部损伤及疼痛。

○ **定位** ___ 位于双足背第二跖骨与第二楔骨关节的两侧凹陷中。

○ **按摩** ___ 用拇指指腹按压法按压闪腰点反射区2～5分钟。

1 三阴交穴 • 健脾利湿益肝肾 •

三阴交穴属足太阴脾经，十总穴之一。平时常按三阴交穴，可以治疗全身多种不适与病症，尤其对妇科病症有良好的治疗效果；亦有安神之效，可帮助睡眠，是让女性青春永驻的首选穴位。

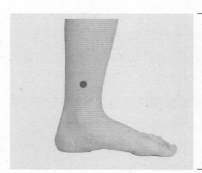

- **主治** ___ 月经不调、痛经、腹痛、泄泻、水肿、疝气。
- **定位** ___ 位于小腿内侧，当足内踝尖上3寸，胫骨内侧缘后方。
- **按摩** ___ 用拇指指尖掐揉三阴交穴100～200次。

2 太白穴 • 健脾化湿和胃气 •

刺激太白穴能治疗先天脾虚、肝旺脾虚、心脾两虚等各种原因引起的脾虚症状。太白穴有双向调节的作用，能改善食欲，消除腹胀、便秘和便溏。

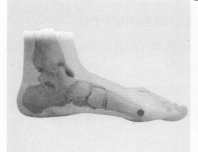

- **主治** ___ 腹痛、肠鸣、腹胀、呕吐、腹泻、饥不欲食、胃痛、便秘等病症。
- **定位** ___ 位于足内侧缘，当足大指本节（第一跖指关节）后下方赤白肉际凹陷处。
- **按摩** ___ 用拇指指尖掐揉太白穴100～200次。

3 公孙穴 。**和胃理中化脾湿** 。

公孙穴属足太阴脾经，为脾经之络穴，肝木为公，脾土为孙。肝脾不调，则易出现胸胁胀满窜痛、情志抑郁或急躁易怒、腹痛欲泻等症状。刺激该穴可以兼治脾胃和胸腹部等疾病。

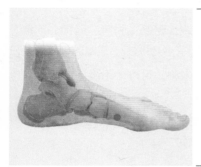

- **主治** ___ 胃痛、呕吐、饮食不化、肠鸣、腹胀、腹痛、腹泻、水肿、失眠烦心等病症。
- **定位** ___ 位于足内侧缘，第一跖骨基底的前下方。
- **按摩** ___ 用拇指指尖垂直按揉公孙穴，有酸、麻、痛的感觉，左右各按揉 1 ~ 3 分钟。

4 商丘穴 。**健脾化湿宣肺气** 。

商丘穴属足太阴脾经，为脾经之经穴。脾主精微、水湿的运化，刺激商丘穴则可以健脾化湿，让肠胃更通畅，促进体内毒素更快排出。因其位于足踝部，取近治作用，还可治疗足踝痛。

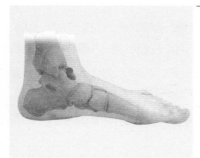

- **主治** ___ 腹胀、肠鸣、腹泻、便秘、饮食不化、咳嗽、黄疸、足踝痛等病症。
- **定位** ___ 位于足内踝前下方凹陷中，当舟骨结节与内踝尖连线的中点处。
- **按摩** ___ 用拇指指尖用力掐揉商丘穴 100 ~ 200 次，力度适中。

5 然谷穴 · **益气固肾清湿热** ·

然谷穴是足少阴肾经的荥穴，有益气固肾、清热利湿的功效。中医所称"消渴"相当于现在的糖尿病，刺激该穴可缓解口干舌燥、内心烦乱等消渴症状。

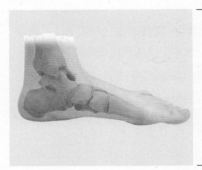

- **主治** ── 月经不调、阴挺、阴痒、遗精、阳痿、小便不利、胸胁胀痛、足跗肿痛等病症。
- **定位** ── 位于足内侧，足舟骨粗隆下方，赤白肉际处。
- **按摩** ── 用拇指用力按揉然谷穴 2 ～ 3 分钟，以有酸胀感为宜。

6 太溪穴 · **壮阳强腰滋肾阴** ·

太溪穴是足少阴肾经的常用腧穴之一。其犹如汇聚肾经原气的"长江"，补之则济其亏损，泄之则祛其有余，善于治疗肾脏疾病以及五官等方面的病症，对于阳虚引起的下肢病症亦有较好的疗效。

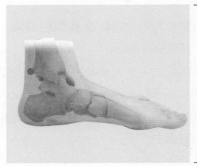

- **主治** ── 头痛、目眩、咽喉肿痛、牙痛、耳聋、耳鸣、咳嗽、气喘、月经不调、内踝肿痛等病症。
- **定位** ── 位于足内侧，内踝后方，当内踝尖与跟腱之间的凹陷处。
- **按摩** ── 用拇指按揉太溪穴 100 ～ 200 次，力度适中。

7 大钟穴 。**益肾平喘调二便** 。

大钟穴为足少阴肾经之大络。《备急千金要方》曰："主惊恐畏人，神气不足；烦心满呕。"常按此穴，有益肾平喘之功，可改善因肾气不足引起的各类疾病。

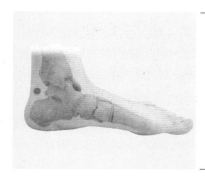

- ○ **主治** __ 神经衰弱、癔病、痴呆、精神病、尿潴留、淋病、哮喘、咽痛、便秘、疟疾等病症。
- ○ **定位** __ 位于足内侧，内踝后下方，当跟腱附着部的内侧前方凹陷处。
- ○ **按摩** __ 用拇指指腹按揉大钟穴，力度适中，有酸胀感，左右各按揉 1 ~ 3 分钟。

8 水泉穴 。**清热益肾通经络** 。

水泉穴是足少阴肾经的腧穴。《铜人腧穴针灸图经》曰："治月事不来，来即多，阴挺出，小便淋沥，腹中痛。"其善于治疗肾脏疾病，可缓解月经不调等妇科疾病。

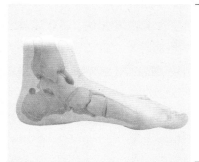

- ○ **主治** __ 月经不调、痛经、闭经、阴挺、崩漏、小便不利、小便淋漓、腹痛等病症。
- ○ **定位** __ 位于足内侧，当太溪直下 1 寸，跟骨结节的内侧凹陷处。
- ○ **按摩** __ 用拇指指腹按揉水泉穴，有酸胀感，左右各按揉 1 ~ 3 分钟。

9 照海穴 • **滋阴清热调经带** •

照海穴是足少阴肾经的常用腧穴之一。刺激照海穴能滋肾清热，通调三焦，可促进女性内分泌和生殖系统功能的改善，有益于卵巢的保养。

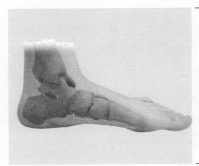

○ **主治** —— 咽喉干燥、失眠、惊恐不宁、目赤肿痛、月经不调、痛经、赤白带下、阴挺、阴痒、小便频数、脚气等病症。

○ **定位** —— 位于足内侧，内踝尖下方凹陷处。

○ **按摩** —— 用拇指指腹用力按揉照海穴100 ~ 200次，做环状运动，以有酸胀感为宜。

10 昆仑穴 • **清热安神疏经络** •

昆仑穴属足太阳膀胱经，为膀胱经之经穴。足跟是人体负重的主要部分，足跟痛最常见于久站，尤其是经常穿高跟鞋的女性。经常刺激昆仑穴，能增强下肢肌肉力量，以缓解足跟痛的症状。

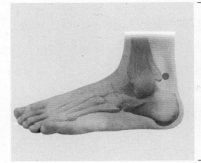

○ **主治** —— 坐骨神经痛、踝关节扭伤、下肢瘫痪、膝关节炎等症。

○ **定位** —— 位于足部外踝后方，当外踝尖与跟腱之间的凹陷处。

○ **按摩** —— 用拇指指腹按揉昆仑穴100 ~ 200次，力度适中。

11 仆参穴 ◦ **濡养筋脉止疼痛** ◦

　　仆参穴是足太阳膀胱经的腧穴。足跟是人体负重的主要部位，经常按摩仆参穴，可以有效缓解因长时间站立、走路引起的足跟痛或小腿疼痛。

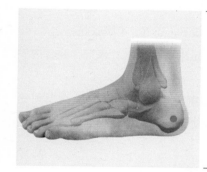

◦ **主治** ___ 下肢痿痹、足跟痛、癫痫等病症。

◦ **定位** ___ 位于足部外侧，外踝后下方，昆仑直下，跟骨外侧，赤白肉际处。

◦ **按摩** ___ 用拇指指腹微用力按压仆参穴 2 ~ 3 分钟，以局部有酸胀感为度。

12 申脉穴 ◦ **清热安神利腰膝** ◦

　　申脉穴属足太阳膀胱经，是体虚身寒、多病者的纯阳大穴。体虚身寒、阳气虚衰者易发腰腿部疾患，重者萎弱瘫痪。经常刺激申脉穴能补益阳气，缓解形寒肢冷、瘫痪痿痹的症状。

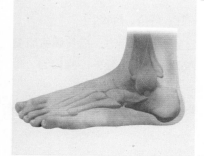

◦ **主治** ___ 头痛、眩晕、目赤肿痛、失眠、下肢麻木、转侧不利、瘫痪等病症。

◦ **定位** ___ 位于足外侧部，外踝直下方凹陷处。

◦ **按摩** ___ 用拇指按揉申脉穴 100 ~ 200 次，力度适中。

13 腹股沟反射区 。固肾滋阴止疼痛。

　　腹股沟是连接腹部和大腿的重要部位，可增强性功能。此反射区在骨头表面，非常敏感，疼痛不能作为诊断依据。按摩此反射区时，若有颗粒结节感，则表示可能患有下肢感染。

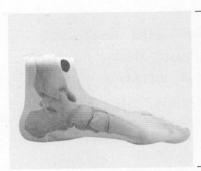

- 主治 —— 性功能低下、疝气、小腹胀痛。
- 定位 —— 位于双足内踝尖上方二横指，胫骨内侧凹陷处。
- 按摩 —— 用拇指指腹推压法推压腹股沟反射区2～5分钟。

14 直肠反射区 。通调肠气疗便秘。

　　直肠可暂时储存并排出粪便。按摩此反射区时，若有颗粒结节感，多见于便秘、肠炎、慢性痢疾；若有块状物，则表示有习惯性便秘。

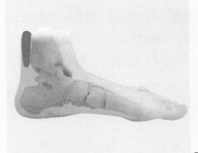

- 主治 —— 便秘、脱肛、痔疮、肠炎。
- 定位 —— 位于双足胫骨内侧后方，指长屈肌肌腱间，从踝骨后方向上延伸四横指的一带状区域。
- 按摩 —— 用单食指叩拳法顶压直肠反射区2～5分钟。

15 腰椎反射区 · **强筋健骨益肾阳** ·

脊柱是人体的支柱，在活动时可保持全身平衡。脊柱内的脊髓既有神经传导功能又有反射功能。腰椎是脊柱的一部分。按摩此反射区时，若有胀气感，多见于腰受风、腰酸背痛；若有颗粒结节感，多见于腰肌劳损、腰椎间盘突出。

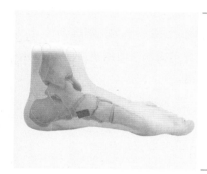

○ **主治** ___ 腰背酸痛、腰肌劳损、腰椎间盘突出、腰脊强痛。

○ **定位** ___ 位于双足弓内侧缘，第一楔骨至舟骨，前接胸椎反射区。

○ **按摩** ___ 用拇指指腹推压法推压腰椎反射区 2 ~ 5 分钟。

16 胸椎反射区 · **理气散结通经络** ·

脊柱是人体的支柱，在活动时可保持全身平衡。脊柱内的脊髓既有神经传导功能又有反射功能。胸椎是脊柱的一部分。此反射区一般不做诊断用，主要用于治疗。长期按摩此反射区，可以宽胸理气、通经活络。

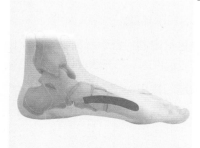

○ **主治** ___ 胸椎间盘突出、胸闷、胸痛。

○ **定位** ___ 位于双足弓内侧缘第一跖骨下方到第一楔骨前。

○ **按摩** ___ 用拇指指腹推压法推压胸椎反射区 2 ~ 5 分钟。

17 颈椎反射区 · **理气活血通经络** ·

　　脊柱是人体的支柱，在活动时可保持全身平衡。脊柱内的脊髓既有神经传导功能又有反射功能。颈椎的脊柱的一部分。此反射区一般不做诊断用，主要用于治疗。长期按摩此反射区，可以理气活血，通经活络。

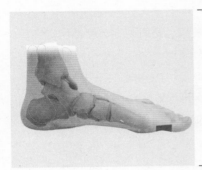

- 。**主治** ___ 颈项僵硬、头晕、头痛、落枕。
- 。**定位** ___ 位于双足弓内侧，拇指第二指骨远端内侧 1/2 处。
- 。**按摩** ___ 用掐法掐按颈椎反射区 2 ~ 5 分钟。

18 尿道、阴道反射区 · **益气固肾利小便** ·

　　尿道、阴道是由黏膜、肌层和外膜组成的肌性管道，富有伸展性，连接子宫和外生殖器。若在尿道、尾骨、骶椎、子宫、前列腺和膀胱等反射区的交会处有明显凸起，表示男性可能肾虚，女性可能有盆腔炎。

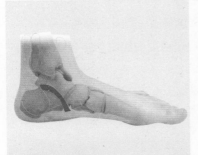

- 。**主治** ___ 阴道炎、尿路感染。
- 。**定位** ___ 位于双足跟内侧，自膀胱反射区向上斜穿子宫反射区的一条带状区域。
- 。**按摩** ___ 用拇指指腹按压法按压尿道、阴道反射区 2 ~ 5 分钟。

19 坐骨神经反射区 。**理气止痛舒筋络** 。

坐骨神经是人体最粗大的神经，管理下肢的感觉和运动。按摩此反射区时，若有块状或颗粒出现在下 1/2 部位，多见于脚抽筋、腿脚麻木；若出现在上 1/2 处，则表示肝、胆、胃、胰出现异常。

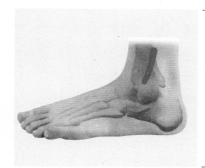

- **主治** ___ 坐骨神经痛、脚抽筋、腿脚麻木。
- **定位** ___ 位于双腿踝关节后上方起，沿胫骨后缘上行至胫骨侧下部位。
- **按摩** ___ 用拇指指腹推压法推压坐骨神经反射区 2 ~ 5 分钟。

20 髋关节反射区 。**通经止痛利关节** 。

髋关节可做屈、伸、收、展、内旋及外转运动。按摩此反射区时，若有颗粒结节感，多见于坐骨神经痛、腰背痛。

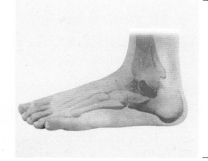

- **主治** ___ 坐骨神经痛、腰背痛。
- **定位** ___ 位于双足内踝下缘及外踝下缘，呈弧形区域。
- **按摩** ___ 用推压法推压髋关节反射区 2 ~ 5 分钟。

21 下腹部反射区 • **调经止痛治带下** •

下腹部是从胸底的膈直到骨盆的真假骨盆界限，可辅助生殖腺活动。按摩此反射区时，若摸到大而软的块状，女性多见于痛经、月经不调等症状，男性则多见于肛门、直肠疾患。

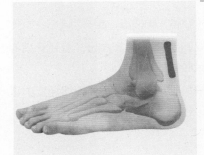

- ○ 主治 ___ 月经不调、痛经、腹胀。
- ○ 定位 ___ 位于双小腿腓骨外侧后方，自足踝骨后方向上延伸四横指的带状区域。
- ○ 按摩 ___ 用单食指叩拳法顶压下腹部反射区 2 ~ 5 分钟。

22 肘关节反射区 • **息风解痉活经络** •

肘关节由肱骨下端和尺骨、桡骨上端构成，包括三个关节，即肱尺关节、肱桡关节和桡尺近侧关节。其可做前屈、后伸运动，也参与前臂的旋前和旋后运动。按摩此反射区时，若有颗粒结节感，多见于肘关节损伤、网球肘等病症。

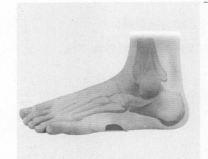

- ○ 主治 ___ 网球肘、肱骨内上髁炎、手臂麻木。
- ○ 定位 ___ 位于双足外侧第五跖骨粗隆凸起的前后两侧。
- ○ 按摩 ___ 用单食指叩拳法顶压肘关节反射区 2 ~ 5 分钟。

23 膝关节反射区 。**清利湿热调下焦** 。

膝关节可增强关节稳固性，有缓冲震动的功能，可减少肌腱与骨面之间相互摩擦。按摩此反射区时，只有在靠近跟骨处才会出现颗粒结节感，多见于膝关节炎、韧带损伤、下肢屈伸不利。

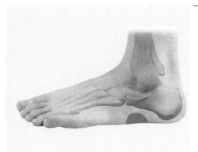

- **主治** ___ 膝关节炎、半月板损伤、下肢屈伸不利。
- **定位** ___ 位于双足外侧骰骨与跟骨前缘所形成的凹陷处。
- **按摩** ___ 用单食指叩拳法顶压膝关节反射区 2 ~ 5 分钟。

24 肩关节反射区 。**舒筋活络止疼痛** 。

肩关节由肱骨头与肩胛骨的关节盂构成，可做屈、伸、收、展、旋转及环转运动。按摩此反射区时，若有颗粒结节感，多见于肩周炎、手臂酸痛、肩部损伤等。

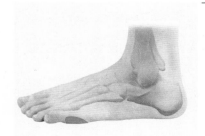

- **主治** ___ 肩周炎、肩部损伤。
- **定位** ___ 位于双足底外侧，小指骨与跖骨关节处，以及足背的小指骨外缘与凸起指骨与跖骨关节处。
- **按摩** ___ 用单食指叩拳法顶压肩关节反射区 2 ~ 5 分钟。

25 睾丸反射区 。补肾添精利湿热。

　　睾丸表面有一层坚厚的纤维膜，称为白膜，沿睾丸后缘白膜增厚，凸入睾丸内形成睾丸纵隔，其功能是分泌男性激素的间质细胞。按摩此反射区时，若有胀气感，一般表示患有睾丸疼痛、睾丸炎等。

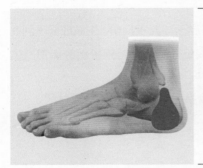

- **主治** ___ 睾丸疼痛、睾丸炎。
- **定位** ___ 位于跟骨外侧踝骨后下方的直角三角形区域。
- **按摩** ___ 用拇指指腹推压法推压睾丸反射区2～5分钟。

26 子宫反射区 。益气固肾调经带。

　　子宫位于女性盆腔中央，在膀胱与直肠之间，是产生月经和孕育胎儿的器官。按摩此反射区时，若有胀气感，一般表示患有子宫肌瘤、子宫内膜炎。

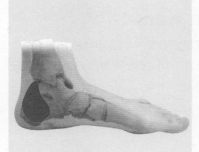

- **主治** ___ 子宫肌瘤、子宫内膜炎。
- **定位** ___ 位于双足跟骨内侧内踝后下方的类似三角形区域。
- **按摩** ___ 用拇指指腹推压法推压子宫反射区2～5分钟。

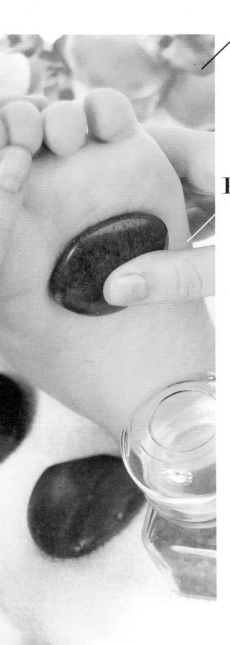

Part **4**

足疗纠正亚健康状态

　　亚健康的基本特征是身体无明显疾病，但体力下降，适应能力减退，精神状态欠佳。亚健康症状可以间断或持续地出现，但通过对足部的穴位和反射区按按揉揉，可以促进气血运行，调节内脏功能，疏通全身经络，从而改善不同的亚健康症状，使身体恢复健康状态。

失眠多梦：宁心定神，安心入睡

　　失眠是指无法入睡或无法保持睡眠状态，即睡眠失常。失眠虽不属于危重疾病，但影响人们的日常生活。睡眠不足会导致健康不佳、生理节奏被打乱，继之引起人的疲劳感及全身不适、无精打采、反应迟缓、头痛、记忆力减退等症状。

失眠多梦的足部病理特征

- 脚　底 ___ 足弓弧度小，脚底颜色苍白。脚跟和拇指粗大。
- 小腿肚 ___ 脚踝以上粗大，尤其是小腿外侧（膝盖以下 20 厘米的部位）。
- 脚后跟 ___ 脚后跟皮肤纹理变粗，成横条皱纹状。

图示穴位及反射区

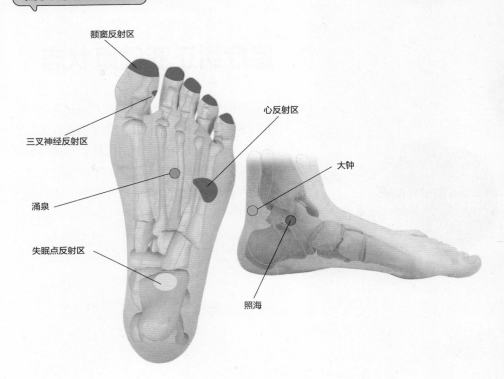

额窦反射区

三叉神经反射区

涌泉

失眠点反射区

心反射区

大钟

照海

操作方法

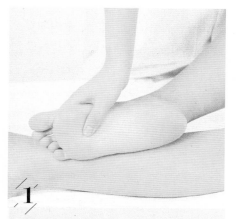

1

涌泉穴

用拇指指腹反复推搓涌泉穴3分钟，以穴位有温热感为宜。

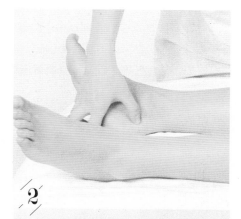

2

大钟穴、照海穴

用拇指指腹分别按压大钟穴和照海穴，每穴按压1分钟。

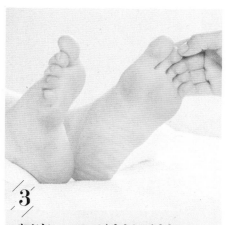

3

额窦、三叉神经反射区

用掐法分别掐按额窦反射区和三叉神经反射区，各2～5分钟。

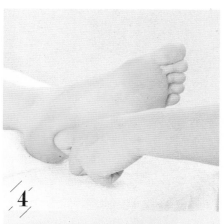

4

失眠点、心反射区

用单食指叩拳法分别顶压失眠点反射区和心反射区，各2～5分钟。

Foot

头晕：清头明目，增强血运

　　头晕是一种常见的脑部功能性障碍情况，人有头昏、头涨、头重脚轻、脑内摇晃、眼花等感觉。头晕可由多种原因引起，常见于发热性疾病、高血压、贫血、心律失常、心力衰竭、低血压等。经常按摩刺激足部的反射区和穴位，可增强血运，疏通经络。

头晕的足部病理特征

- 视　诊 ___ 脚指出现鸡眼、茧子。
- 触　诊 ___ 脚指部位有胀气感，手感似捻发样。

图示穴位及反射区

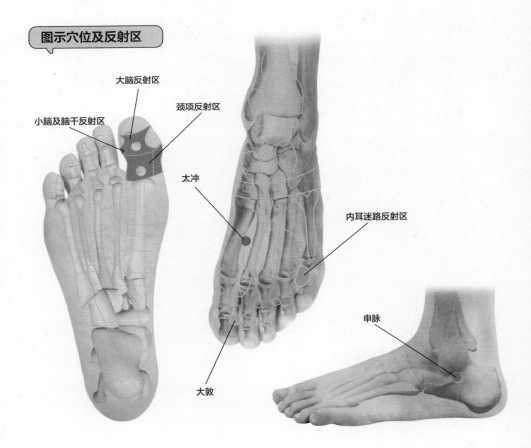

操作方法

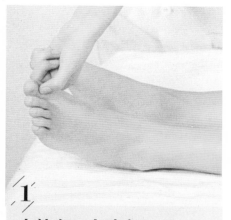

1 大敦穴、太冲穴

用拇指指尖分别掐按大敦穴和太冲穴，每穴 2 ~ 3 分钟。

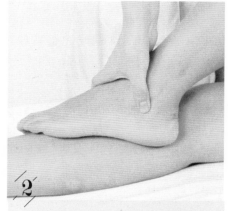

2 申脉穴

用拇指推压申脉穴 100 ~ 200 次，力度适中，以局部酸痛为宜。

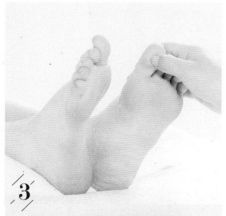

3 大脑、小脑及脑干反射区

用掐法掐按大脑、小脑及脑干反射区，各 2 ~ 5 分钟。

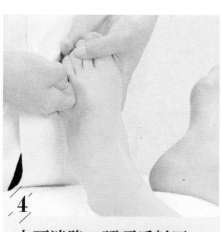

4 内耳迷路、颈项反射区

用单食指叩拳法顶压内耳迷路反射区和颈项反射区，各 2 ~ 5 分钟。

❧ Foot ❧

情绪不畅：舒缓心情，释放压力

　　春季阳气勃发，肝气也开始旺盛，如升发不及则表现为肝的疏泄功能减退，出现气机不畅、气机郁结的病理变化，表现为胁肋胀痛、情志抑郁，或影响脾胃运化等症状。情绪不畅者可能出现心烦意乱、四肢无力、失眠、记忆力下降等问题。

情绪不畅的足部病理特征

○ 视　诊 ___ 足部胸反射区及脚指常有瘀斑、脱皮或丘疹。
○ 触　诊 ___ 胸反射区常有压痛，肌肤欠温。

图示穴位及反射区

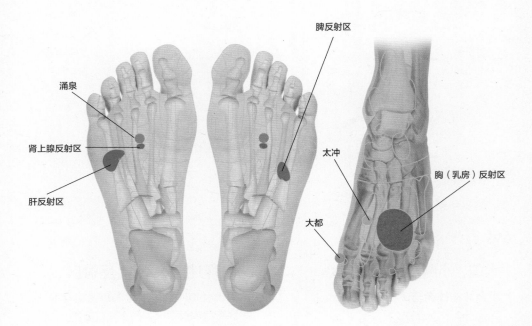

操作方法

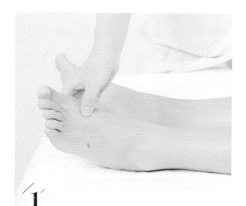

1

太冲穴、大都穴

用拇指指腹推按太冲穴和大都穴，每穴1~3分钟。

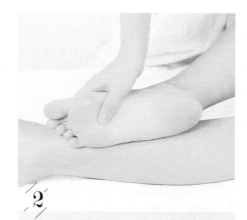

2

涌泉穴

用拇指指腹反复推搓涌泉穴3分钟，以穴位有酸胀感为宜。

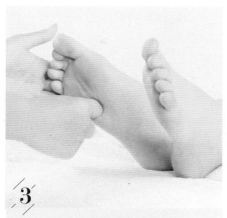

3

肝、肾上腺反射区

用单食指叩拳法顶压肝反射区和肾上腺反射区，各2~5分钟。

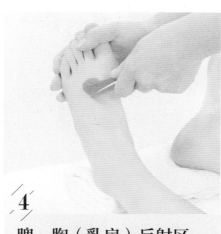

4

脾、胸（乳房）反射区

用刮压法刮压脾反射区和胸（乳房）反射区，各2~5分钟。

春困乏力：提神解乏，缓解疲劳

　　春困乏力多表现为手脚酸软无力、没精神、经常感到累，这种状态如果长期得不到缓解，可能导致心情压抑、代谢功能减退。"春困"不是病，而是人体对春天气温变化的一种适应性反应，但严重时会影响人们的学习和工作。

春困乏力的足部病理特征

◦ **脚　底 __** 足弓弧度小，脚底颜色苍白。

◦ **小腿肚 __** 脚踝以上粗大，尤其是小腿外侧（膝盖以下 20 厘米的部位）。

◦ **脚后跟 __** 脚后跟皮肤纹理变粗，成横条皱纹状。

图示穴位及反射区

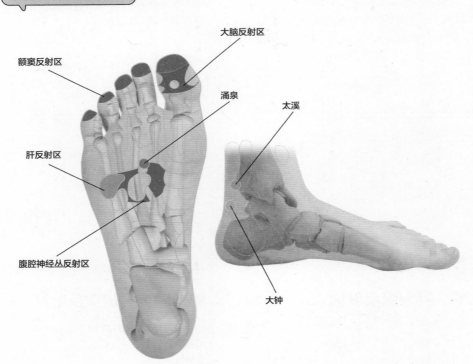

大脑反射区

额窦反射区

涌泉

太溪

肝反射区

腹腔神经丛反射区

大钟

操作方法

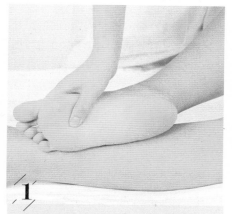

1
涌泉穴
用拇指指腹反复推搓涌泉穴3分钟，以脚底发热为度。

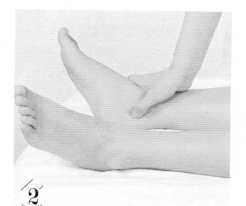

2
太溪穴、大钟穴
用拇指指腹按压法按压太溪穴和大钟穴，每穴100～200次。

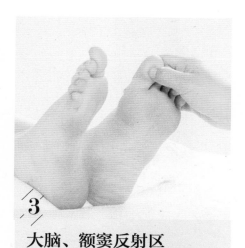

3
大脑、额窦反射区
用掐法掐按大脑反射区和额窦反射区，各2～5分钟，以局部酸痛为宜。

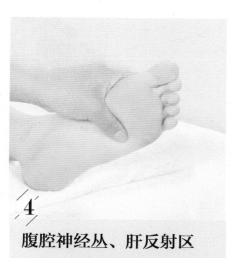

4
腹腔神经丛、肝反射区
用拇指指腹推压法推压腹腔神经丛反射区和肝反射区，各2～5分钟。

Foot

眼睛干涩：养肝明目，视野清晰

春、秋季节气候干燥、风大，人们常出现眼睛干涩、容易疲倦、眼痒、眼痛、有异物感、灼热感、分泌物黏稠、怕风、畏光、对外界刺激很敏感等症状，较严重者眼睛还会红肿、充血。除了注意防风沙，适当使用滴眼液外，还可以每天做一做眼保健操。

眼睛干涩的足部病理特征

- 触　诊 __ 双脚第四指指根部的下方出现硬结。
- 视　诊 __ 拇指过大而显得比例严重失调。

图示穴位及反射区

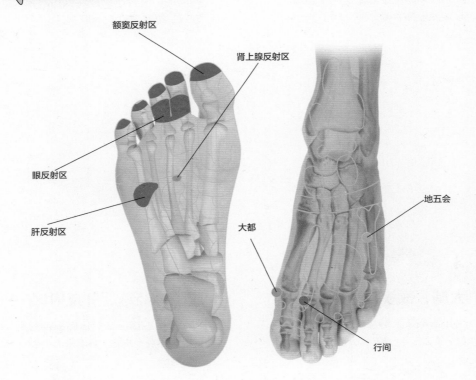

额窦反射区

肾上腺反射区

眼反射区

肝反射区

地五会

大都

行间

操作方法

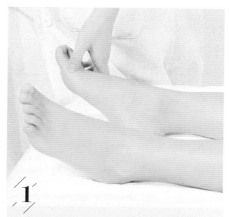

1

大都穴

用拇指指腹用力向下按压大都穴，力度略重，左右各 1 ~ 3 分钟。

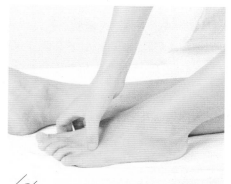

2

地五会穴、行间穴

用拇指指尖掐按地五会穴和行间穴，每穴 2 ~ 3 分钟。

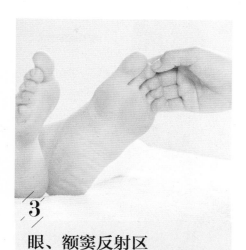

3

眼、额窦反射区

用掐法掐按眼反射区和额窦反射区，各 2 ~ 5 分钟，以局部酸痛为宜。

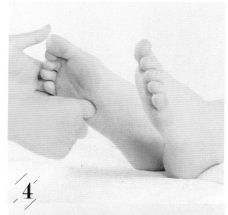

4

肝、肾上腺反射区

用单食指叩拳法顶压肝反射区和肾上腺反射区，各 2 ~ 5 分钟。

Foot

上火：消除火气，缓解不适

夏季气候炎热，人容易"上火"。上火通常分为两种，一种为"实火"，主要表现为口腔溃疡难以愈合、口干舌燥、小便赤黄；一种为"虚火"，表现为胸闷气短、口干、低热等。除了天气原因，精神压力过大、情绪不得舒缓、饮食不当也会导致上火。

上火的足部病理特征

○ **视　诊** ___ 脚掌色青，脚指甲动摇脱落。

○ **触　诊** ___ 足部内耳迷路、心、肝反射区可有压痛或结节、条索状物。

图示穴位及反射区

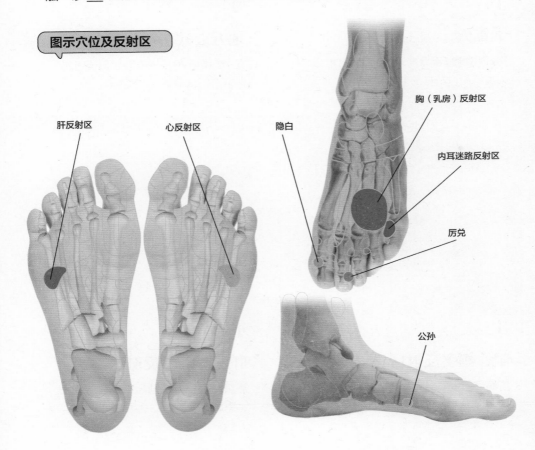

肝反射区

心反射区

胸（乳房）反射区

隐白

内耳迷路反射区

厉兑

公孙

操作方法

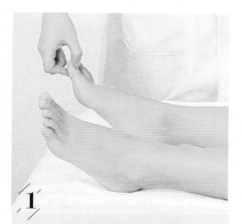

1 隐白穴、厉兑穴

用拇指指尖用力掐按隐白穴和厉兑穴，每穴 100 ～ 200 次。

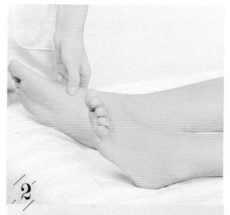

2 公孙穴

用拇指指腹按压公孙穴 100 ～ 200 次，以感觉局部酸痛为度。

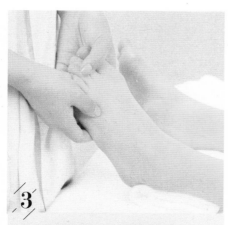

3 内耳迷路、心反射区

用拇指指腹按压内耳迷路反射区和心反射区，各 2 ～ 5 分钟。

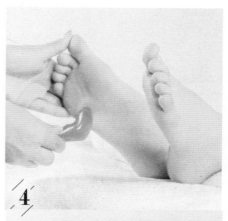

4 肝、胸（乳房）反射区

用刮压法刮压肝反射区和胸（乳房）反射区，各 2 ～ 5 分钟。

Foot

食欲下降：调和肠胃，增强食欲

　　胃、小肠和大肠有接收饮食、初步消化、吸收、代谢并排出终产物的重要功能。食欲下降可能由肝郁气滞、饮食不节损伤脾胃、久病体虚、脾胃功能减退所致。消化吸收功能减弱会直接和间接影响身体的各项功能，可能出现腹胀、厌食、便秘等症状。

食欲下降的足部病理特征

○ **视　诊** ___ 足部脑垂体、脾、胃反射区可出现紫色瘀斑、丘疹。
○ **触　诊** ___ 足部脑垂体、脾、胃反射区可有压痛或结节、条索状物。

图示穴位及反射区

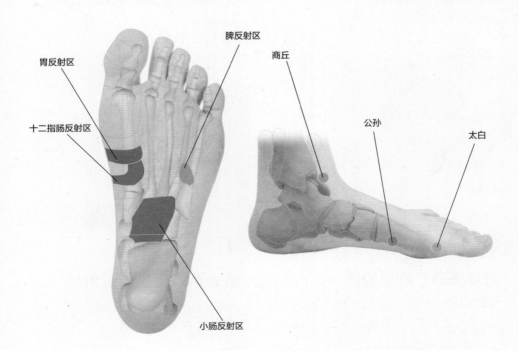

脾反射区

胃反射区

商丘

十二指肠反射区

公孙

太白

小肠反射区

操作方法

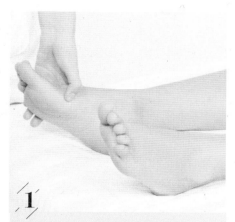

1 太白穴、公孙穴

用拇指指腹推压太白穴和公孙穴，每穴 100 ~ 200 次。

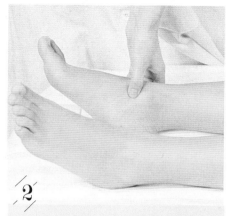

2 商丘穴

用拇指指尖掐按商丘穴 100 ~ 200 次，以感觉局部酸痛为度。

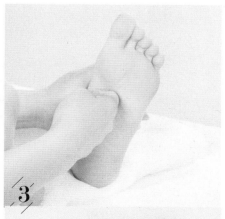

3 胃、十二指肠反射区

用单食指叩拳法顶压胃反射区和十二指肠反射区，各 2 ~ 5 分钟。

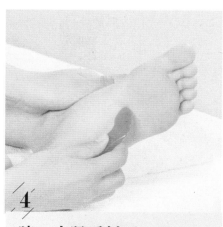

4 脾、小肠反射区

用刮压法刮压脾反射区和小肠反射区各 2 ~ 5 分钟，以局部酸痛为宜。

Foot

空调病：强身健体，增强免疫力

空调病又称"空调综合征"，指长时间在空调环境下工作、学习的人，因空气不流通，环境不佳，出现鼻塞、头昏、打喷嚏、乏力、记忆力减退等症状，一般表现为疲乏无力、四肢肌肉关节酸痛、头痛、腰痛，严重者可引起口眼㖞斜。

空调病的足部病理特征

○ **视　诊**＿＿ 足部内耳迷路、颈项、肺及支气管、三叉神经反射区皮肤苍白无华。

○ **触　诊**＿＿ 足部内耳迷路、颈项、肺及支气管、三叉神经反射区可有压痛，肌肤欠温。

图示穴位及反射区

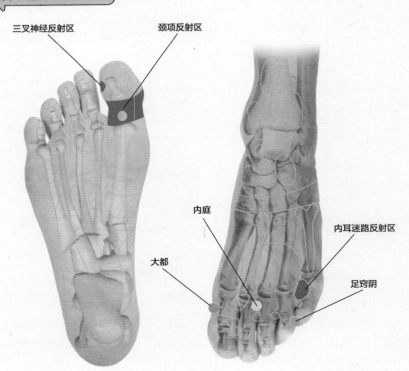

三叉神经反射区　　颈项反射区

内庭

大都

内耳迷路反射区

足窍阴

操作方法

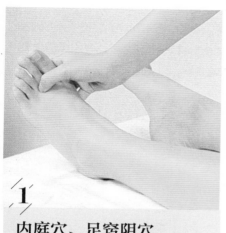

1 内庭穴、足窍阴穴

用手指指尖掐按内庭穴和足窍阴穴，每穴2～3分钟，以局部酸痛为度。

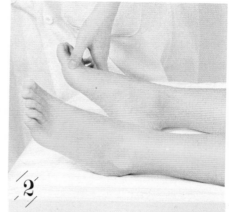

2 大都穴

用拇指指腹用力向下按压大都穴1～3分钟，力度略重。

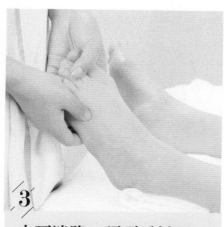

3 内耳迷路、颈项反射区

用拇指指腹按压内耳迷路反射区和颈项反射区，各2～5分钟。

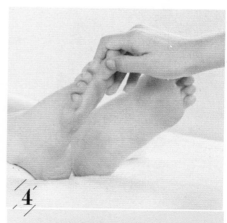

4 三叉神经反射区

用指揉法揉按三叉神经反射区2～5分钟，以局部酸痛为宜。

Foot

肺燥：滋阴润肺，止咳平喘

　　肺燥是指外感燥邪，肺失宣降，以干咳痰少、鼻咽口舌干燥等为主要表现的症候；多因时处秋令，或干燥少雨之地，感受燥邪，耗伤肺津，肺卫失和，或因风温之邪化燥伤津及肺所致。所以秋冬之交应慎食肥甘厚腻的食物，以免碍脾助湿生痰。

肺燥的足部病理特征

○ 视　诊 __ 足部皮肤色泽无华，有脱屑。

○ 触　诊 __ 足部肺及支气管、鼻等反射区有压痛。

图示穴位及反射区

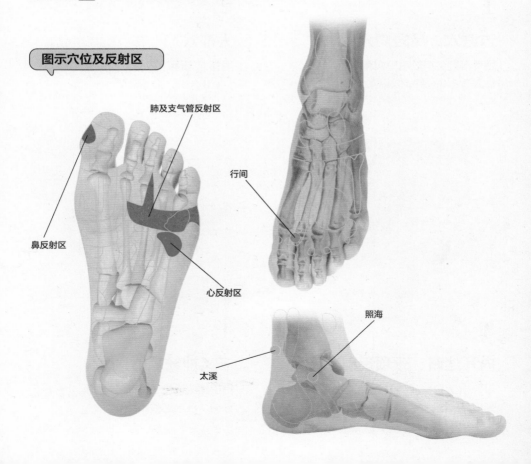

肺及支气管反射区

行间

鼻反射区

心反射区

照海

太溪

操作方法

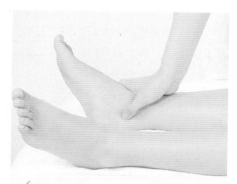

1 太溪穴、照海穴

用拇指指腹按压法按压太溪穴和照
海穴，每穴 100 ~ 200 次。

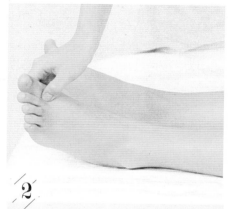

2 行间穴

用拇指指尖掐按行间穴，以有刺痛
感为宜，左右各掐按 1 ~ 3 分钟。

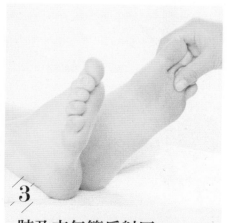

3 肺及支气管反射区

用拇指指腹按压法按压肺及支气管
反射区 2 ~ 5 分钟。

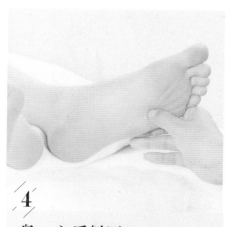

4 鼻、心反射区

用掐法掐按鼻反射区和心反射区，
各 2 ~ 5 分钟，以局部酸痛为宜。

Foot

胸闷心悸：理气化痰，活血通脉

　　胸闷可轻可重，是一种自觉胸部闷胀及呼吸不畅的主观感觉。轻者可能是神经性的，即心脏、肺的功能失去调节引起的，无明显的器质性病变。严重者为心、肺二脏的疾患引起，可由冠心病、心肌缺血或慢性支气管炎、肺气肿、肺心病等导致。

胸闷心悸的足部病理特征

○ 视　诊 __ 足部心、胸反射区及脚指常有瘀斑、脱皮或丘疹。
○ 触　诊 __ 心、胸反射区常有压痛，肌肤欠温。

图示穴位及反射区

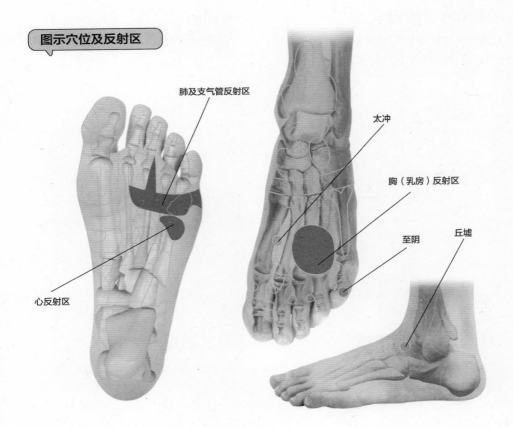

肺及支气管反射区

太冲

胸（乳房）反射区

至阴

丘墟

心反射区

操作方法

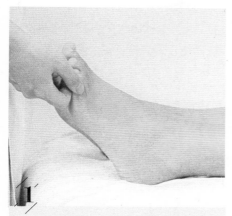

1 至阴穴

用拇指指尖掐按至阴穴 100 ~ 200 次，以穴位有酸胀感为宜。

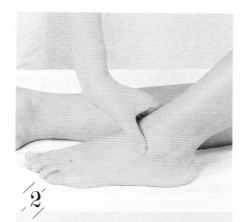

2 丘墟穴、太冲穴

用拇指指腹推压丘墟穴和太冲穴，每穴 3 ~ 5 分钟。

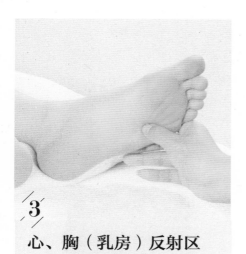

3 心、胸（乳房）反射区

用掐法掐按心反射区和胸（乳房）反射区，各 2 ~ 5 分钟。

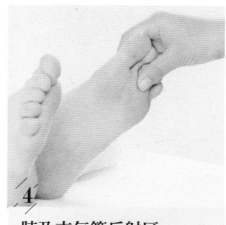

4 肺及支气管反射区

用拇指指腹按压法按压肺及支气管反射区 2 ~ 5 分钟，以局部酸痛为宜。

下肢冷痛：温阳散寒，活血止痛

　　下肢受凉疼痛多由臀部逐渐向下放射，下肢有痉挛性的酸痛感，平卧时有所减轻，站立、劳动后或天气转冷时加重，少数较为严重者可出现腰痛并向上半身蔓延。经常进行足部按摩，有助于最大限度地减轻症状。

下肢冷痛的足部病理特征

○ **视　诊** ___ 足部肾脏、肾上腺、膝关节反射区皮肤苍白无华。
○ **触　诊** ___ 足部肾脏、肾上腺、膝关节反射区可有压痛，肌肤欠温。

图示穴位及反射区

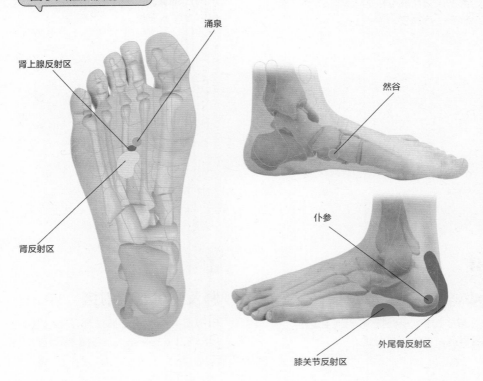

涌泉

肾上腺反射区

然谷

肾反射区

仆参

外尾骨反射区

膝关节反射区

操作方法

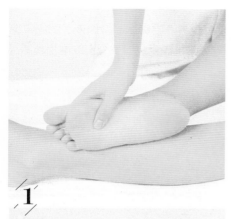

1 涌泉穴

用拇指指腹反复推搓涌泉穴3分钟，以脚底发热为度。

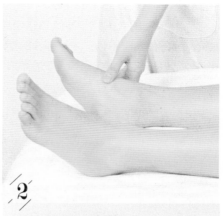

2 然谷穴、仆参穴

用拇指指腹推压然谷穴和仆参穴，每穴1～3分钟。

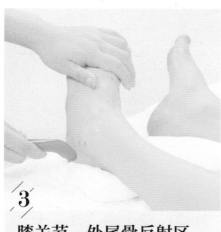

3 膝关节、外尾骨反射区

用刮压法刮压膝关节反射区和外尾骨反射区，各2～5分钟。

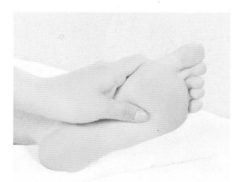

4 肾、肾上腺反射区

用拇指指腹推压法推压肾反射区和肾上腺反射区，各2～5分钟。

Foot

手足欠温：活血通络，温养四肢

　　手足欠温的人天气一冷就感觉全身发冷，手脚更甚。手脚冰凉多因手、脚等末梢血管流经部位血流不畅，末梢神经的排泄物不能充分排出而引起。充分摄取维生素 E，同时经常进行足部按摩，有助于最大限度地减轻症状。

手足欠温的足部病理特征

◦ **视　诊** ＿＿ 足部肾脏、肾上腺、胰腺反射区皮肤苍白无华。
◦ **触　诊** ＿＿ 足部肾脏、肾上腺、胰腺反射区可有压痛，肌肤欠温。

图示穴位及反射区

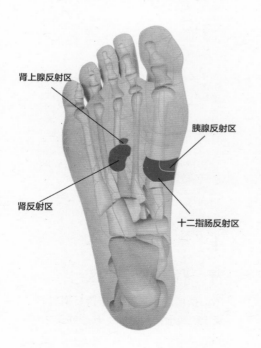

　　肾上腺反射区
　　胰腺反射区
　　肾反射区
　　十二指肠反射区

操作方法

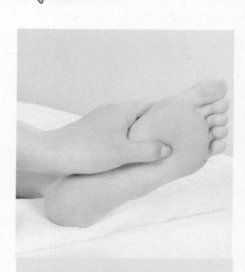

胰腺、肾上腺、肾、十二指肠反射区

用拇指指腹按压法按压以上反射区，各 2 ~ 5 分钟，以局部酸痛为宜。

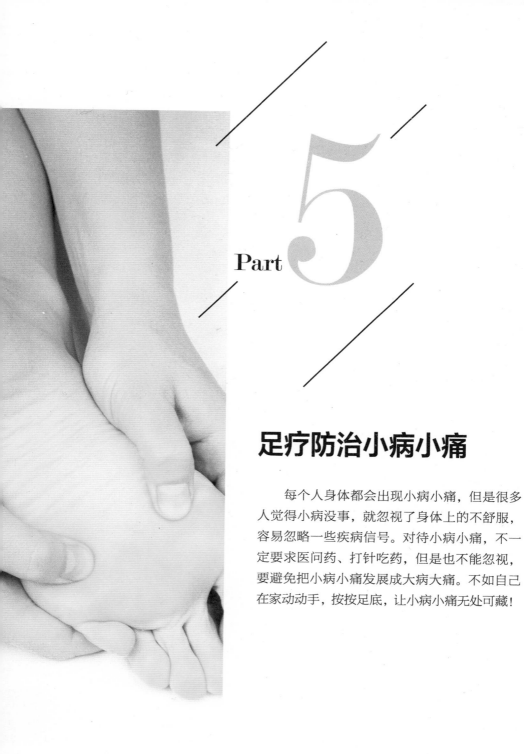

Part 5

足疗防治小病小痛

　　每个人身体都会出现小病小痛，但是很多人觉得小病没事，就忽视了身体上的不舒服，容易忽略一些疾病信号。对待小病小痛，不一定要求医问药、打针吃药，但是也不能忽视，要避免把小病小痛发展成大病大痛。不如自己在家动动手，按按足底，让小病小痛无处可藏！

感冒：祛风散寒，振奋阳气

感冒，中医称"伤风"，是一种由多种病毒引起的呼吸道常见病。感冒一般分为风寒感冒和风热感冒。风寒感冒起病急，发热轻，恶寒重，头痛，周身酸痛，无汗，流清涕，咳嗽，吐清痰等。风热感冒主要症状为发热重、恶寒轻、流黄涕、咳吐黄痰等。

感冒的足部病理特征

○ 视　诊 __ 足部肺及支气管、扁桃体、鼻等反射区可有丘疹，皮肤粗糙，行走乏力，色泽无华。

○ 触　诊 __ 足部肺及支气管、扁桃体、鼻等反射区有压痛。

图示穴位及反射区

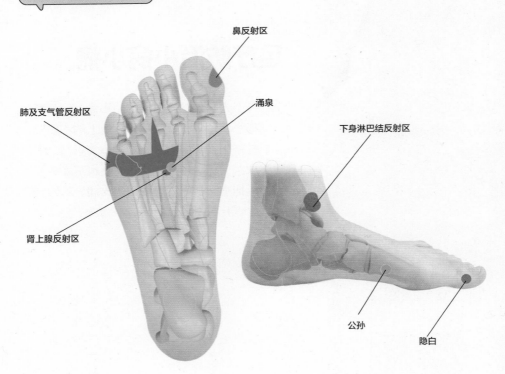

鼻反射区

肺及支气管反射区

涌泉

下身淋巴结反射区

肾上腺反射区

公孙

隐白

操作方法

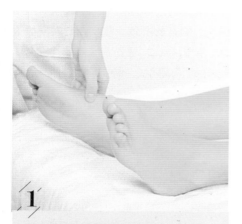

1

公孙穴、隐白穴

用拇指指腹按压公孙穴、隐白穴，每穴按揉 1 ~ 3 分钟。

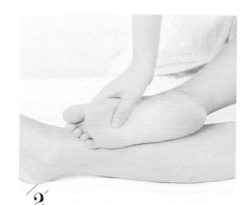

2

涌泉穴、肾上腺反射区

用拇指指腹反复推搓涌泉穴和肾上腺反射区 3 分钟。

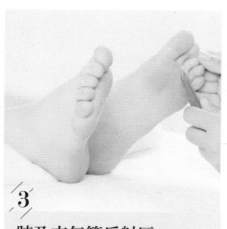

3

肺及支气管反射区

用刮压法刮压肺及支气管反射区 2 ~ 5 分钟，以局部酸痛为宜。

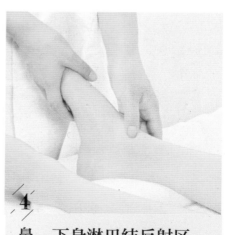

4

鼻、下身淋巴结反射区

用掐法掐按鼻反射区和下身淋巴结反射区，每个反射区按 2 ~ 5 分钟。

咳嗽：宣肺理气，止咳化痰

中医认为，咳嗽多因机体外感六淫，脏腑内伤，累及肺所致。咳嗽可分为外感咳嗽和内伤咳嗽两类。外感咳嗽主要表现为痰多稀薄、鼻塞、流涕、舌苔白，或无痰、鼻燥、咽干、舌苔黄。内伤咳嗽主要表现为胸闷、苔腻、脉滑，或面红、胁痛等。

咳嗽的足部病理特征

◦ 视　诊 ___ 足部皮肤色泽无华，较为苍白。
◦ 触　诊 ___ 脚指根部有胀气感。

图示穴位及反射区

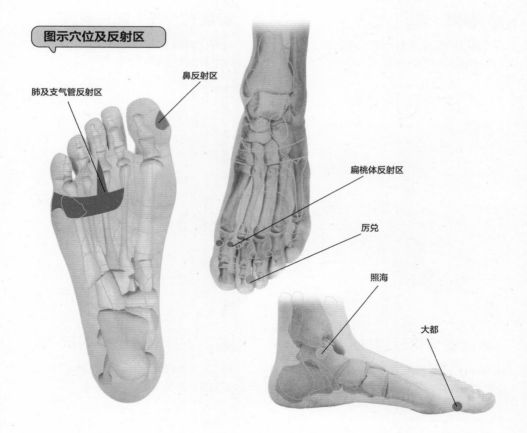

肺及支气管反射区
鼻反射区
扁桃体反射区
厉兑
照海
大都

操作方法

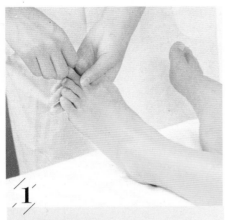

1 厉兑穴

用手指关节夹按厉兑穴2~3分钟，以局部稍感酸痛为度。

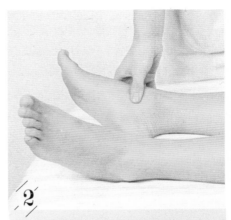

2 大都穴、照海穴

用手指指腹用力向下按压大都穴和照海穴，每穴1~3分钟。

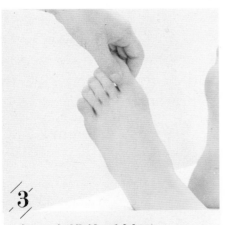

3 鼻、扁桃体反射区

用掐法掐按鼻反射区和扁桃体反射区，各2~5分钟，以局部酸痛为宜。

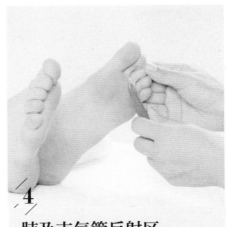

4 肺及支气管反射区

用刮压法刮压肺及支气管反射区2~5分钟，以局部酸痛为宜。

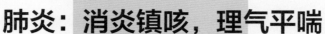

肺炎：消炎镇咳，理气平喘

肺炎是指终末气道、肺泡和肺间质的炎症。主要的致病因素有细菌、病毒、真菌、寄生虫等致病微生物，以及放射线、吸入性异物等。主要症状为发热、咳嗽、咳痰、痰中带血，可伴胸痛或呼吸困难等。

肺炎的足部病理特征

- **视　诊**___ 足部皮肤色泽无华，有脱屑。
- **触　诊**___ 足部肺及支气管、扁桃体等反射区有压痛。

图示穴位及反射区

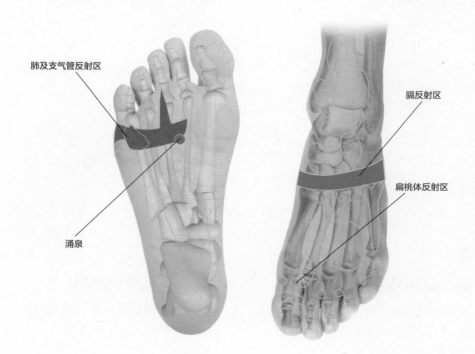

肺及支气管反射区

膈反射区

扁桃体反射区

涌泉

操作方法

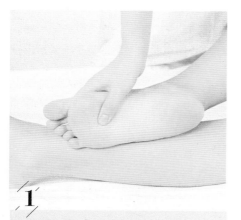

1

涌泉穴

用拇指指腹反复推搓涌泉穴3分钟，
以穴位有酸胀感为宜。

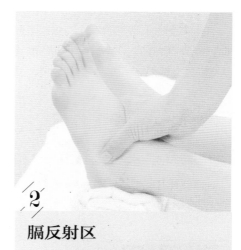

2

膈反射区

用拇指指腹按压法按压膈反射区
2～5分钟，以局部酸痛为宜。

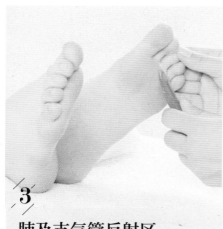

3

肺及支气管反射区

用刮压法刮压肺及支气管反射区
2～5分钟，以局部酸痛为宜。

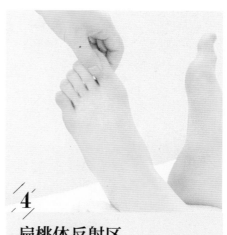

4

扁桃体反射区

用掐法掐按扁桃体反射区2～5分
钟，以局部酸痛为宜。

Foot

头痛：调气活血，通络止痛

　　头痛是临床常见的病症。痛感有轻有重，疼痛时间有长有短，形式也多种多样。常见的症状有涨痛、闷痛、撕裂样痛、针刺样痛，部分伴有血管搏动感及头部紧箍感，以及发热、恶心、呕吐、头晕、纳呆、肢体困重等症状。

头痛的足部病理特征

◦ **眼睛问题引起的头痛** ___ 指尖长茧，脚指之间没有缝隙，就会引起头痛。

◦ **肩颈问题引起的头痛** ___ 脚拇指往第二脚指偏，表示是颈部引起的头痛；脚拇指周围变干燥或是变硬，那么可能属于顽固性头痛。

图示穴位及反射区

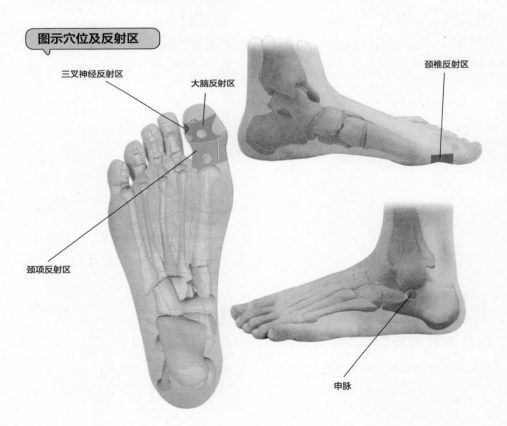

三叉神经反射区

大脑反射区

颈椎反射区

颈项反射区

申脉

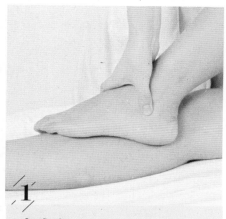

1
申脉穴
用掐法掐按申脉穴2～5分钟，以出现酸痛感为宜。

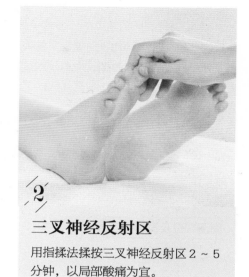

2
三叉神经反射区
用指揉法揉按三叉神经反射区2～5分钟，以局部酸痛为宜。

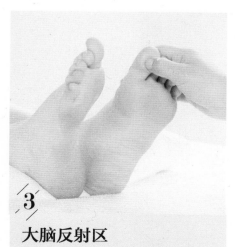

3
大脑反射区
用掐法掐按大脑反射区2～5分钟，以局部酸痛为宜。

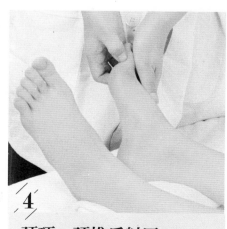

4
颈项、颈椎反射区
用掐法掐按颈项反射区和颈椎反射区，各2～5分钟，以局部酸痛为宜。

偏头痛：通调气血，活络止痛

偏头痛是临床最常见的原发性头痛类型，是一种常见的慢性神经血管性疾患，临床以发作性中重度搏动样头痛为主要表现。头痛多为偏侧，可伴有恶心、呕吐等症状，多起病于儿童期和青春期，中青年期达发病高峰，常有遗传背景。

偏头痛的足部病理特征

○ 视　诊 ＿＿ 足部头、侧头、三叉神经、脑垂体反射区可出现瘀斑、痈肿或肤色改变。
○ 触　诊 ＿＿ 足部头、侧头、三叉神经、脑垂体反射区可有压痛、条索状物。

图示穴位及反射区

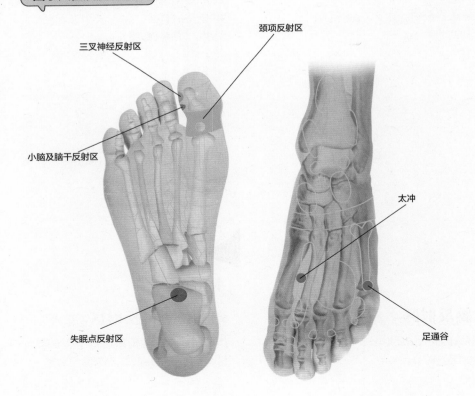

三叉神经反射区
颈项反射区
小脑及脑干反射区
失眠点反射区
太冲
足通谷

操作方法

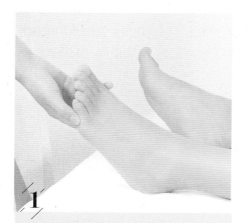

1 足通谷穴

用拇指指腹按揉足通谷穴200次，做环状运动，以感觉酸胀为宜。

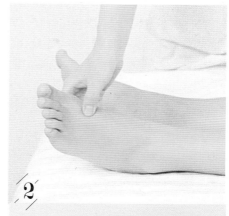

2 太冲穴、三叉神经反射区

用指尖垂直掐按太冲穴和三叉神经反射区，各1～3分钟。

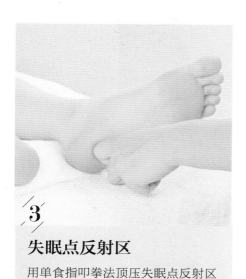

3 失眠点反射区

用单食指叩拳法顶压失眠点反射区2～5分钟，以局部酸痛为宜。

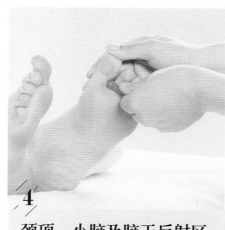

4 颈项、小脑及脑干反射区

用按摩棒顶压颈项反射区、小脑及脑干反射区，各2～5分钟。

Foot

牙痛：消肿止痛，护龈固齿

牙痛是一种常见的口腔科疾病。其主要是由牙齿本身、牙周组织及颌骨的疾病等引起。临床主要表现为牙齿疼痛、龋齿、牙龈肿胀、龈肉萎缩、牙齿松动、牙龈出血等。遇冷、热、酸、甜等刺激，则疼痛加重。

经常失眠的足部病理特征

○ **视　诊** ___ 足部上颌及下颌等反射区有瘀斑或小结节。
○ **触　诊** ___ 足部上颌及下颌等反射区有明显压痛。

图示穴位及反射区

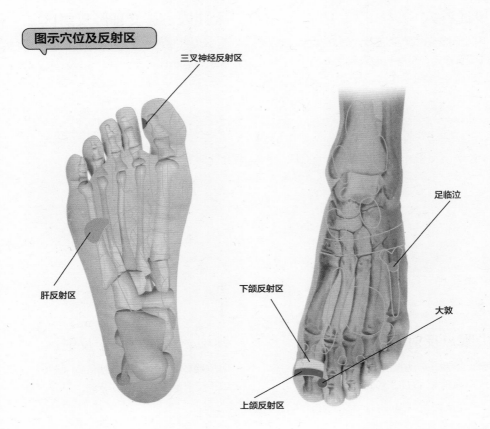

三叉神经反射区

足临泣

肝反射区

下颌反射区

大敦

上颌反射区

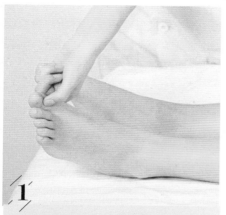

1 大敦穴、足临泣穴

用手指指尖垂直按压大敦穴和足临泣穴，每穴按压 1 ~ 3 分钟。

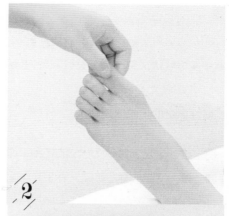

2 上颌、下颌反射区

用掐法掐按上颌反射区和下颌反射区，各 2 ~ 5 分钟，以局部酸痛为宜。

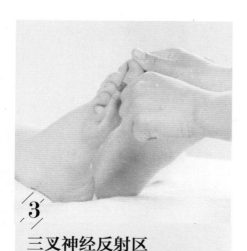

3 三叉神经反射区

用拇指指腹按压三叉神经反射区 2 ~ 5 分钟，以局部酸痛为宜。

4 肝反射区

用单食指叩拳法顶压肝反射区 2 ~ 5 分钟，以局部酸痛为宜。

慢性鼻炎：消炎顺气，缓解鼻塞

慢性鼻炎是鼻腔黏膜和黏膜下层的慢性炎症。慢性鼻炎主要病因包括急性鼻炎反复发作或治疗不彻底而演变成慢性鼻炎、邻近的慢性炎症等长期刺激，主要表现为鼻塞、鼻涕多等症状。肥厚性鼻炎可表现为持续性鼻塞，单纯性鼻炎为间歇性鼻塞。

慢性鼻炎的足部病理特征

○ 视　诊 ___ 足部鼻等反射区常有瘀斑或小结节。
○ 触　诊 ___ 足部鼻和鼻窦反射区常有明显压痛。

图示穴位及反射区

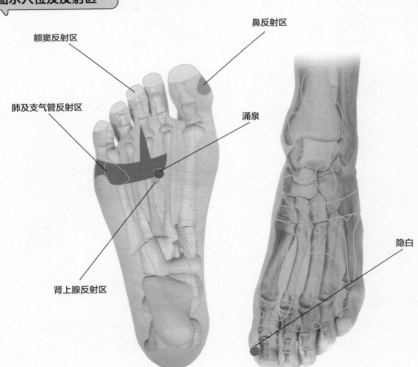

额窦反射区

鼻反射区

肺及支气管反射区

涌泉

肾上腺反射区

隐白

操作方法

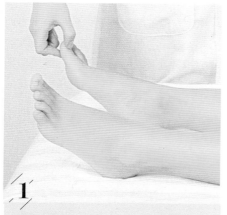

1 隐白穴

用拇指指腹垂直掐按隐白穴，以有刺痛感为宜，左右各掐按1～3分钟。

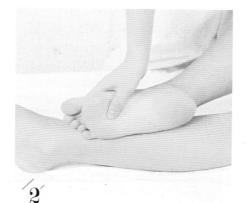

2 涌泉穴

用拇指指腹反复推搓涌泉穴3分钟，有温热感即可。

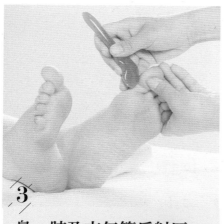

3 鼻、肺及支气管反射区

用刮压法刮压鼻反射区、肺及支气管反射区，各2～5分钟。

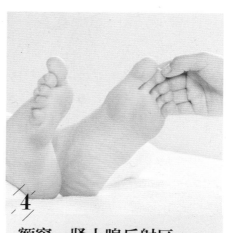

4 额窦、肾上腺反射区

用掐法掐按额窦反射区和肾上腺反射区，各2～5分钟。

Foot

低血压：益阳活血，升压止眩

低血压指体循环动脉压力低于正常的状态，部分人群无明显症状，病情轻微者可有头晕、头痛、食欲不振、疲劳、脸色苍白等，严重者会出现直立性眩晕、四肢冰凉等症状。这些症状主要因血压下降血液循环缓慢，影响组织细胞氧气和营养的供应所引起。

低血压的足部病理特征

○ 视 诊 ___ 足部皮肤色泽无华，有脱屑，足形无力。
○ 触 诊 ___ 足部肾上腺、脾、心脏等反射区有压痛及不适感。

图示穴位及反射区

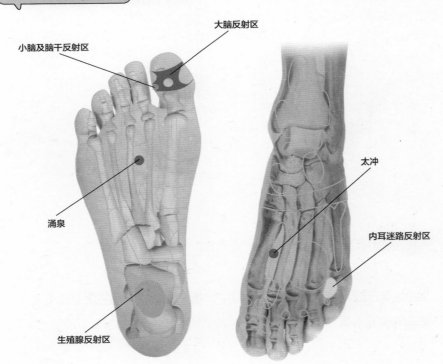

小脑及脑干反射区
大脑反射区
涌泉
生殖腺反射区
太冲
内耳迷路反射区

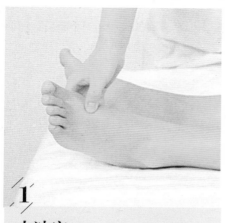

1 太冲穴

用指尖垂直掐按太冲穴1～3分钟，以感觉酸胀为宜。

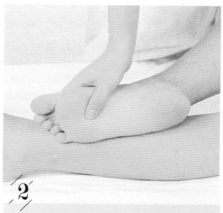

2 涌泉穴

用拇指指腹反复推搓涌泉穴3分钟，有温热感即可。

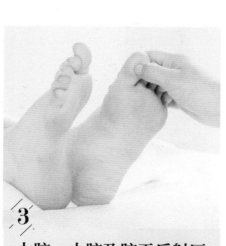

3 大脑、小脑及脑干反射区

用掐法掐按大脑反射区、小脑及脑干反射区，各2～5分钟。

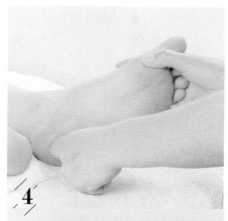

4 内耳迷路、生殖腺反射区

用单食指叩拳法顶压内耳迷路反射区和生殖腺反射区，各2～5分钟。

❧ Foot ❧

呕吐不止：健脾和胃，降逆止呕

呕吐是胃内容物反入食管，经口吐出的一种反射动作。其可分为三个阶段，即恶心、干呕和呕吐，但有些呕吐可无恶心或干呕的先兆。频繁而剧烈地呕吐可引起脱水、电解质紊乱等并发症。

呕吐不止的足部病理特征

- 视　诊 ___ 足部胃反射区苍白无华，有时可有瘀斑。
- 触　诊 ___ 足部胃及膈等反射区常有压痛。

图示穴位及反射区

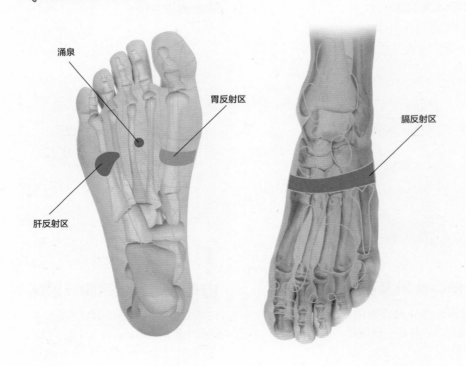

涌泉

胃反射区

膈反射区

肝反射区

操作方法

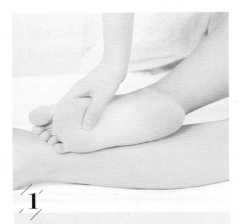

1 涌泉穴

用拇指指腹反复推搓涌泉穴3分钟，
以穴位有酸胀感为宜。

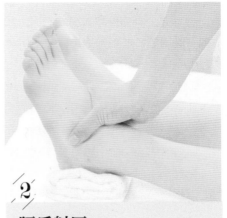

2 膈反射区

用拇指指腹按压法按压膈反射区
2~5分钟，以局部酸痛为宜。

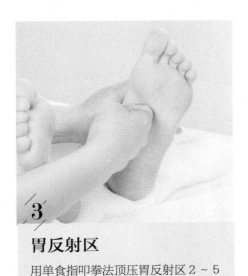

3 胃反射区

用单食指叩拳法顶压胃反射区2~5
分钟，以局部酸痛为宜。

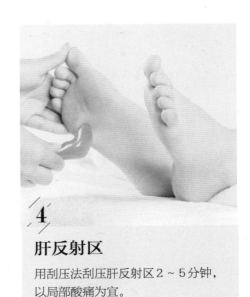

4 肝反射区

用刮压法刮压肝反射区2~5分钟，
以局部酸痛为宜。

哮喘：理气平喘，止咳化痰

哮喘是一种慢性呼吸道疾病，其主要临床表现包括喘息、呼吸困难、咳嗽、咳痰、胸闷、胸痛等。典型的表现为发作时伴有哮鸣音的呼气、呼吸困难，病情严重患者表现为干咳或咳大量白色泡沫痰。

哮喘的足部病理特征

○ **视　诊** ___ 足部胸、肺及支气管等反射区隐约可见皮肤青紫、瘀斑或苍白无华，可有丘疹、脱屑等。

○ **触　诊** ___ 足部肺及支气管、鼻等反射区可有压痛。

图示穴位及反射区

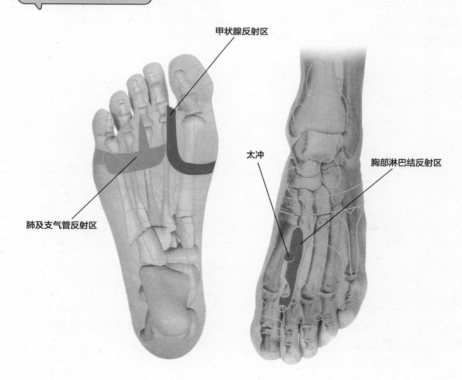

甲状腺反射区

太冲

胸部淋巴结反射区

肺及支气管反射区

操作方法

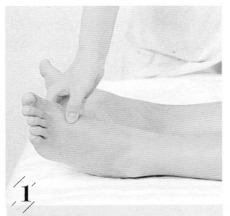

1 太冲穴

用指尖垂直掐按太冲穴1~3分钟，以感觉酸胀为宜。

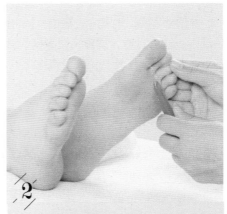

2 肺及支气管反射区

用刮压法刮压肺及支气管反射区2~5分钟，以局部酸痛为宜。

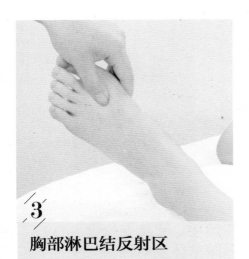

3 胸部淋巴结反射区

用拇指指腹按压法按压胸部淋巴结反射区2~5分钟，以局部酸痛为宜。

4 甲状腺反射区

用拇指指腹推压法推压甲状腺反射区2~5分钟，以局部酸痛为宜。

呃逆不止：降逆止呃，调和脾胃

呃逆，俗称"打嗝"，是指气从胃中上逆，喉间频频作声，声音急而短促的症状。生活中，饮食过饱、饮食习惯不良、吞咽动作过多等都会引起呃逆。中医认为，呃逆多由寒凉刺激、干扰胃气，或因饮食不节、吞咽过急而损伤胃气导致。

呃逆不止的足部病理特征

◦ 视　诊 ___ 足底某些区域可出现瘀斑。
◦ 触　诊 ___ 足部胃、膈、肺等反射区可有压痛或结节、条索状物。

图示穴位及反射区

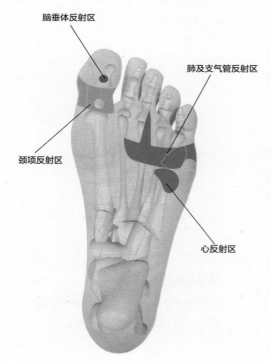

脑垂体反射区
肺及支气管反射区
颈项反射区
心反射区

操作方法

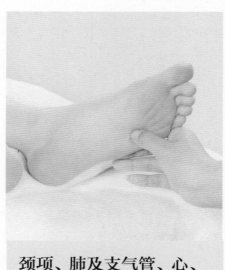

颈项、肺及支气管、心、脑垂体反射区

用掐法掐按以上反射区，各 2 ~ 5 分钟，以局部酸痛为宜。

消化不良：健脾和胃，消食化积

日常生活中，常见的消化不良有偶然的消化不良和慢性持续性消化不良。前者一般是由于饮食不注意、暴饮暴食、饮酒过量、经常服用止痛药等引起；后者的病因有很多，主要包括精神因素以及某些病变，如慢性胃炎、胃及十二指肠溃疡、消化功能减退等。

消化不良的足部病理特征

○ 视　诊 ___ 足部脑垂体、脾、胃等反射区可出现瘀斑、丘疹。

○ 触　诊 ___ 足部脑垂体、脾、胃等反射区可有压痛或结节、条索状物。

图示穴位及反射区

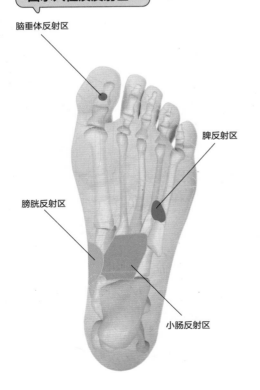

脑垂体反射区

脾反射区

膀胱反射区

小肠反射区

操作方法

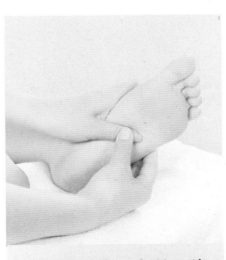

脑垂体、脾、小肠、膀胱反射区

用拇指指腹按压法按压以上反射区，各 2 ~ 5 分钟，以局部酸痛为宜。

胃肠炎：养胃健脾，消炎止痛

胃肠炎是胃肠黏膜及其深层组织的出血性或坏死性炎症，典型临床表现为腹泻、呕吐、丧失食欲、腹痛、精神不振、发热。胃肠炎通常因微生物感染引起，也可因化学毒物或药品导致。

胃肠炎的足部病理特征

○ 视　诊 __ 足部胃、十二指肠反射区可出现瘀斑、丘疹。
○ 触　诊 __ 胃、十二指肠反射区可有压痛或颗粒感。

图示穴位及反射区

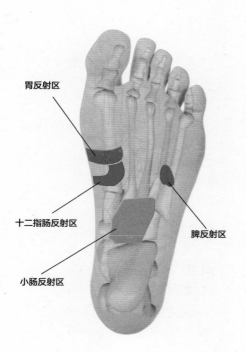

胃反射区
十二指肠反射区
脾反射区
小肠反射区

操作方法

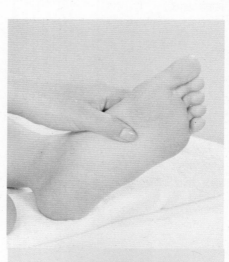

胃、十二指肠、小肠、脾反射区

用拇指指腹按压法按压以上反射区，各2～5分钟，以局部酸痛为宜。

慢性胆囊炎：清热解毒，消炎利胆

　　慢性胆囊炎是指胆囊慢性炎症性病变，大多数为慢性结石性胆囊炎。本病可由急性胆囊炎反复发作迁延而来，也可慢性起病。本病临床症状常见为右上腹部或心窝部隐痛，饭后饱胀不适、嗳气，进食油腻食物后可有恶心、呕吐等症状。

慢性胆囊炎的足部病理特征

○ **视　诊** ___ 足部右脚指可能出现上翘、肥大及发硬现象。

○ **触　诊** ___ 足部肝、胆、肾等反射区有压痛及小结节、丘疹。

图示穴位及反射区

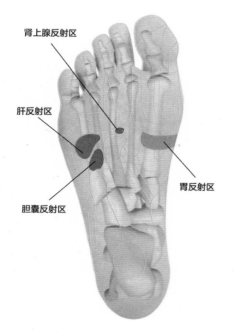

肾上腺反射区

肝反射区

胃反射区

胆囊反射区

操作方法

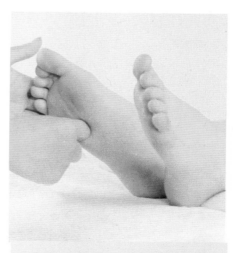

胆囊、肝、胃、肾上腺反射区

用单食指叩拳法顶压以上反射区，各2～5分钟，以局部酸痛为宜。

Foot

肥胖症：化痰消脂，利水消肿

　　肥胖是指一定程度的明显超重与脂肪层过厚，是体内脂肪尤其是三酰甘油积聚过多而导致的一种状态。肥胖严重者容易引起高血压等心血管病、肝脏病变、肿瘤、睡眠呼吸暂停等一系列问题。

肥胖症的足部病理特征

○ **视 　诊** ＿＿ 足部形体胖嫩，足指软弱无力。
○ **触 　诊** ＿＿ 足部脾胃、甲状腺、食管等反射区有压痛。

图示穴位及反射区

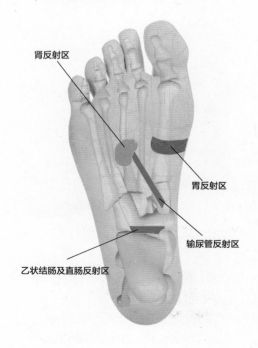

肾反射区

胃反射区

输尿管反射区

乙状结肠及直肠反射区

操作方法

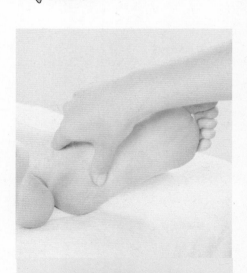

胃、乙状结肠及直肠、肾、输尿管反射区

用拇指指腹推压法推压以上反射区，各 2 ~ 5 分钟，以局部酸痛为宜。

便秘：疏通肠道，润肠通便

便秘是临床常见的复杂症状，而不是一种疾病，主要表现为排便次数减少、粪便量减少、粪便干结、排便费力等。引起便秘的原因有：饮食不当，如饮水过少或进食含纤维素的食物过少；生活压力过大，精神紧张；滥用泻药，对药物产生依赖。

便秘的足部病理特征

○ **视 诊** ── 踝骨上的小腿肚肿胀。

○ **触 诊** ── 内侧脚跟与肛门反射区之间没有凹陷。脚跟变硬的范围很广。

图示穴位及反射区

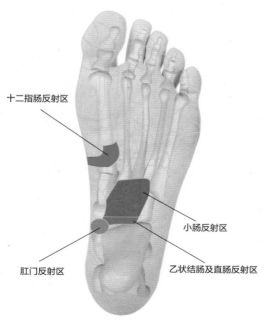

十二指肠反射区

小肠反射区

肛门反射区

乙状结肠及直肠反射区

操作方法

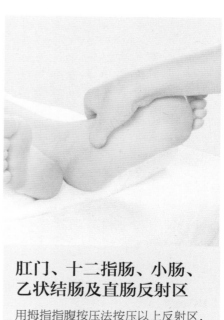

肛门、十二指肠、小肠、乙状结肠及直肠反射区

用拇指指腹按压法按压以上反射区，各 2 ~ 5 分钟，以局部酸痛为宜。

❧ Foot ❧

痔疮：清热解毒，消肿止痛

　　痔疮又称痔核，是肛门科最常见的疾病。临床上分为三种类型：位于齿线以上的为内痔，在肛门齿线外的为外痔，二者混合存在的称混合痔。外痔主要表现为感染发炎或形成血栓外痔时，局部肿痛；内痔主要表现为便后带血，重者有不同程度的贫血。

痔疮的足部病理特征

- ○ 视　诊 ＿＿ 足部直肠和肛门反射区隐约可见瘀斑、丘疹、小结节等。
- ○ 触　诊 ＿＿ 足部直肠和肛门等反射区有压痛。

图示穴位及反射区

操作方法

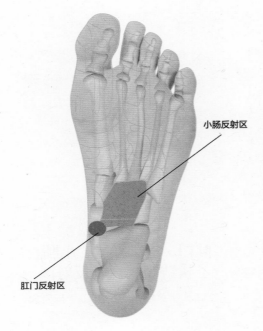

小肠反射区

肛门反射区

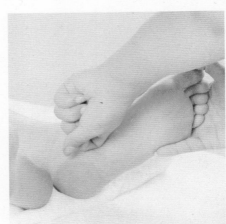

肛门、小肠反射区

用单食指叩拳法顶压肛门反射区和小肠反射区，各 2 ～ 5 分钟。

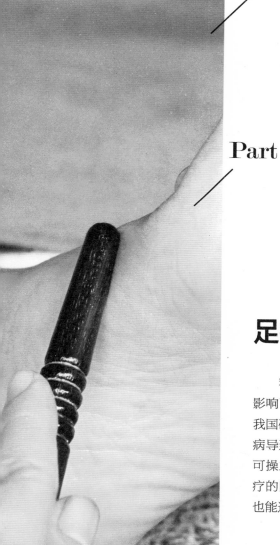

Part **6**

足疗调养慢性病

糖尿病、高血压、高血脂等慢性病，严重影响了大众的身体健康。据报道，至 2012 年，我国确诊的慢性病患者已超过 2.6 亿人，因慢性病导致的死亡占总死亡的 85%。治疗慢性病不可操之过急，需要慢慢调养。慢性病患者在治疗的同时，不妨每天按按足部穴位和反射区，也能达到保健治病的功效。

Foot

耳鸣耳聋：邪热活络，聪耳通窍

耳鸣是指病人自觉耳内鸣响，如闻蝉声或潮声。耳聋是指不同程度的听觉减退，甚至消失。耳鸣可伴有耳聋，耳聋亦可由耳鸣发展而来。中医认为，二者临床表现和伴发症状虽有不同，但在病因病机上却有许多相似之处，均与肾有密切的关系。

耳鸣耳聋的足部病理特征

- 视　诊 —— 足部耳、内耳迷路、三叉神经等反射区可见脱屑。
- 触　诊 —— 足部耳、内耳迷路、三叉神经等反射区有明显压痛。

图示穴位及反射区

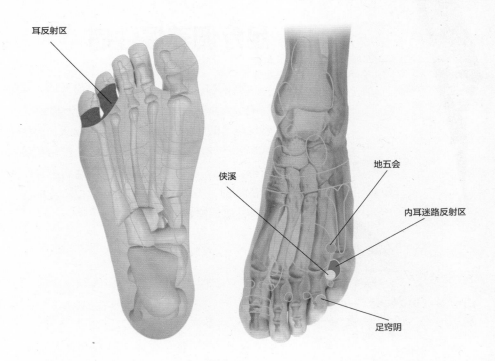

耳反射区

侠溪

地五会

内耳迷路反射区

足窍阴

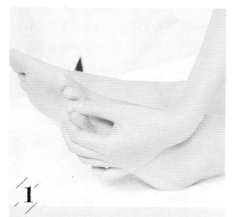

1 足窍阴穴、地五会穴

用手指指尖垂直掐按足窍阴穴和地五会穴，每穴3～5分钟。

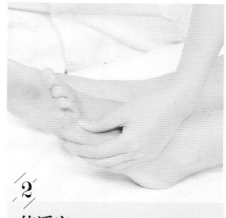

2 侠溪穴

用拇指指腹按压侠溪穴5～6分钟，力度适中。

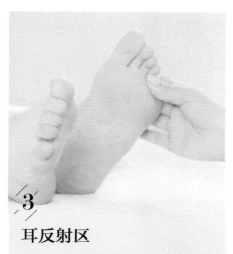

3 耳反射区

用拇指指腹按压法按压耳反射区2～5分钟，以局部酸痛为宜。

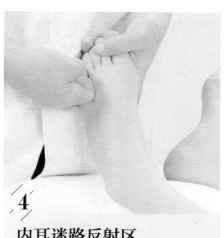

4 内耳迷路反射区

用单食指叩拳法顶压内耳迷路反射区2～5分钟，以局部酸痛为宜。

Foot

冠心病：活血化瘀，强心通脉

冠心病是中老年人最常见的一种心血管疾病，是由冠状动脉发生粥样硬化，导致心肌缺血的疾病。在临床上，冠心病主要特征为心绞痛、心律不齐、心肌梗死及心力衰竭等，主要症状有胸骨后疼痛，呈压榨样、烧灼样疼痛。

冠心病的足部病理特征

◦ **脚　底** ___ 心反射区及脚指常有瘀斑、脱皮、丘疹，且呈现不自然的红色，触诊肌肤欠温、心反射区压痛，可能有鼓胀及柔软感。

◦ **脚　背** ___ 第三、四脚指之间紧密无缝，甚至难以用手掰开。

图示穴位及反射区

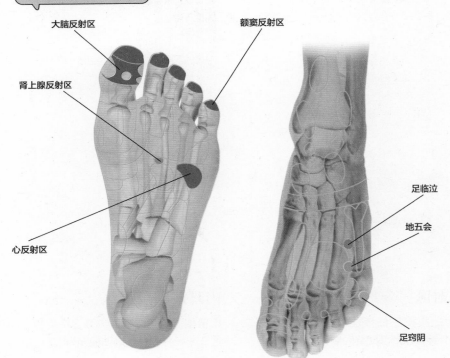

大脑反射区

额窦反射区

肾上腺反射区

心反射区

足临泣

地五会

足窍阴

操作方法

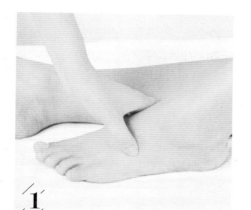

1
足临泣、地五会、足窍阴
用拇指指尖掐揉足临泣穴、地五会穴和足窍阴穴，每穴 2 ~ 3 分钟。

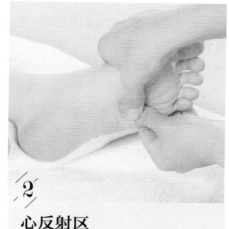

2
心反射区
用拇指指腹按压法按压心反射区 2 ~ 5 分钟，以局部酸痛为宜。

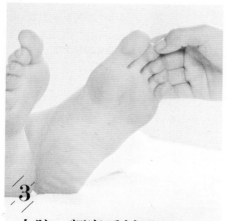

3
大脑、额窦反射区
用掐法掐按大脑反射区和额窦反射区各 2 ~ 5 分钟，以局部酸痛为宜。

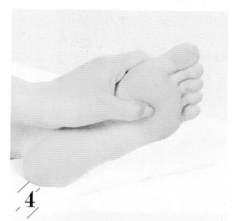

4
肾上腺反射区
用拇指指腹推压法推压肾上腺反射区 2 ~ 5 分钟，以局部酸痛为宜。

高血压：平肝泻火，降低血压

　　高血压病是以动脉血压升高为主要临床表现的慢性、全身性、血管性疾病，血压高于 18.7/12 千帕即可诊断为高血压。本病早期无明显症状，部分患者会出现头晕、头痛、心悸、失眠、耳鸣、乏力、颜面潮红或肢体麻木等不适表现。

高血压的足部病理特征

- 脚　底 ＿＿ 足弓凹凸不平，胰脏反射区有如黄豆般突起的颗粒。
- 膝　盖 ＿＿ 膝盖内侧鼓起，有可能患有高血压、糖尿病。

图示穴位及反射区

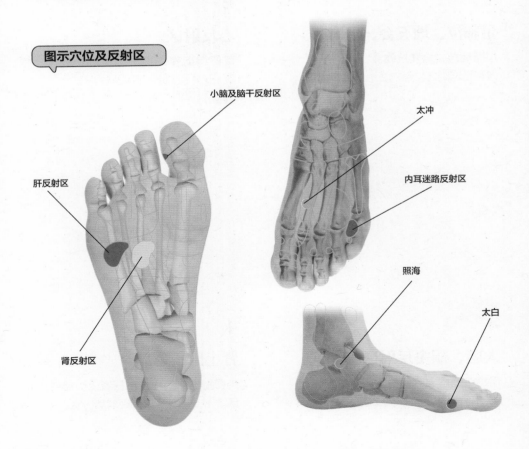

小脑及脑干反射区

太冲

肝反射区

内耳迷路反射区

照海

太白

肾反射区

操作方法

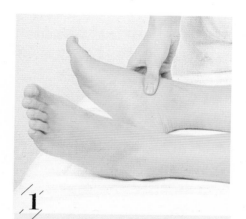

①

照海穴、太白穴

用拇指指腹按压照海穴和太白穴，每穴按1~3分钟，以有酸胀感为宜。

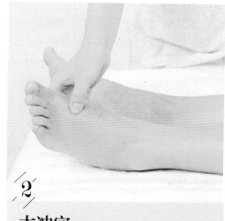

②

太冲穴

用拇指指尖垂直掐按太冲穴1~3分钟，以有酸、胀、痛感为宜。

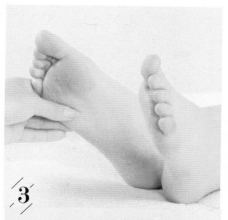

③

肝、肾、内耳迷路反射区

用拇指指腹按压法按压肝反射区、肾反射区和内耳迷路反射区各5分钟。

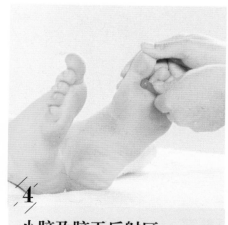

④

小脑及脑干反射区

用按摩棒按压小脑及脑干反射区2~5分钟，以局部酸痛为宜。

高脂血症：消脂化痰，健脾和胃

　　血清中的胆固醇、三酰甘油增高，或二者同时增高，称为高脂血症。高脂血症可引起一些严重危害人体健康的疾病，如脑卒中、冠心病、心肌梗死、心脏猝死等。不良饮食习惯容易引起高脂血症，如暴饮暴食、嗜酒、偏食、饮食不规律等。

高脂血症的足部病理特征

○ **足　指** ＿＿ 指甲呈青绿色，小指上方有硬块，指压感觉很痛。

○ **足　底** ＿＿ 心反射区及脚指常有瘀斑、脱皮、丘疹，且呈现不自然的红色，触诊肌肤欠温、心反射区压痛，可能有鼓胀及柔软感。

图示穴位及反射区

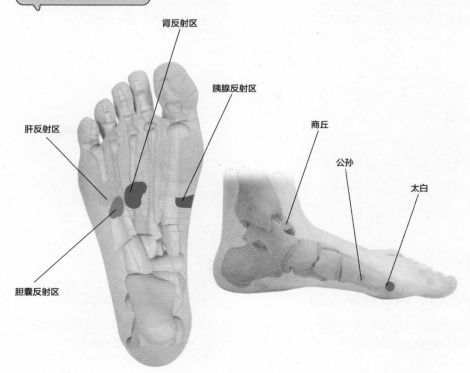

肾反射区　胰腺反射区　肝反射区　胆囊反射区　商丘　公孙　太白

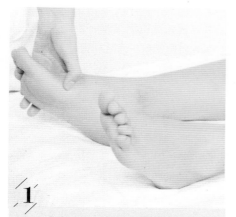

1 太白穴、公孙穴和商丘穴

用拇指指腹按压太白穴、公孙穴和商丘穴，每穴按压1～3分钟。

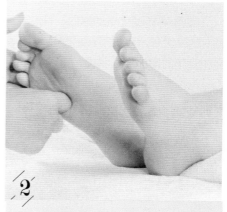

2 肝反射区

用单食指叩拳法顶压肝反射区2～5分钟，以局部有酸痛感为宜。

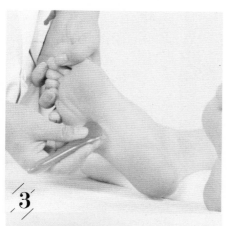

3 胆囊反射区

用刮压法刮压胆囊反射区2～5分钟，以局部有酸痛感为宜。

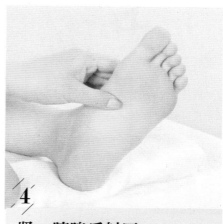

4 肾、胰腺反射区

用拇指指腹按压法按压肾反射区和胰腺反射区各2～5分钟。

动脉粥样硬化：活血通脉，软化血管

动脉粥样硬化是动脉的一种非炎症性病变，可导致动脉管壁增厚、变硬、失去弹性，管腔狭窄。动脉粥样硬化是随着年龄增长而出现的血管疾病，通常在青年时期发生，至中老年时期加重，发病。

动脉粥样硬化的足部病理特征

○ **足 色** —— 呈青绿色，说明体内血黏度高，酸度高，血管弹性差，这是血液循环不良的表现。

○ **脚 趾** —— 指甲常呈青色，并常感觉脚指甲麻木。

图示穴位及反射区

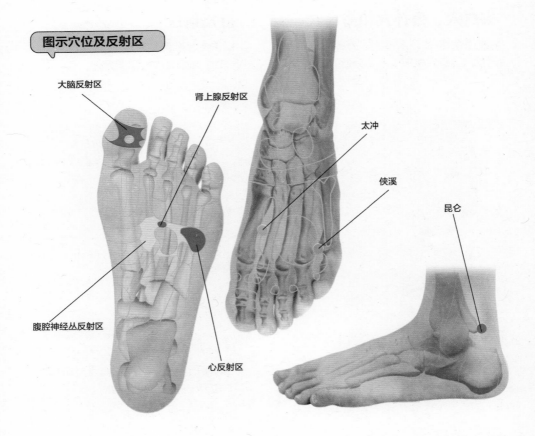

大脑反射区
肾上腺反射区
太冲
侠溪
昆仑
腹腔神经丛反射区
心反射区

操作方法

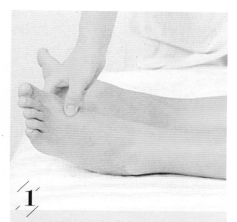

1

太冲穴

用指尖垂直掐按太冲穴1～3分钟，
以有酸、胀、痛感为宜。

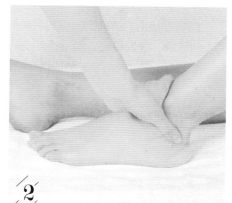

2

侠溪穴、昆仑穴

用拇指指尖按压侠溪穴和昆仑穴，
每穴5～6分钟，力度适中。

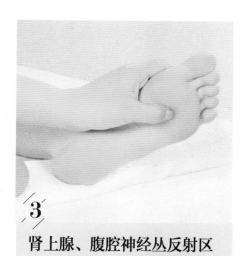

3

肾上腺、腹腔神经丛反射区

用掐法掐按肾上腺反射区和腹腔神
经丛反射区各2～5分钟。

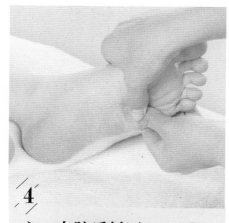

4

心、大脑反射区

用拇指指腹按压法按压心反射区和
大脑反射区各2～5分钟。

脂肪肝：调理肝脏，降脂排毒

脂肪肝是由于各种原因引起的肝细胞内脂肪堆积过多的病变。脂肪肝正严重威胁国人的健康，成为仅次于病毒性肝炎的第二大肝病。轻度脂肪肝多无临床症状，仅有疲乏感。中、重度脂肪肝有类似慢性肝炎的表现，可有食欲不振、疲倦乏力、恶心等。

脂肪肝的足部病理特征

○ **视　诊** ___ 足部肝、胆囊、十二指肠反射区胖嫩，光亮。

○ **触　诊** ___ 足部肝、胆囊、十二指肠反射区柔软，可有压痛。

图示穴位及反射区

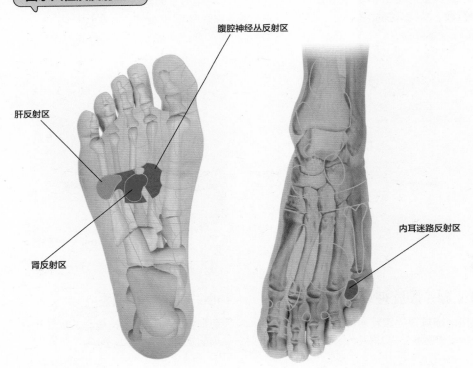

腹腔神经丛反射区

肝反射区

肾反射区

内耳迷路反射区

操作方法

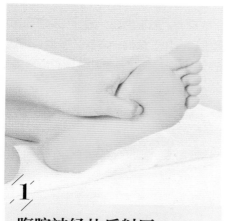

1 腹腔神经丛反射区

用掐法掐按腹腔神经丛反射区 2 ~ 5
分钟，以局部酸痛为宜。

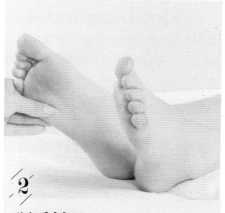

2 肝反射区

用拇指指腹按压法按压肝反射区
2 ~ 5 分钟，以局部酸痛为宜。

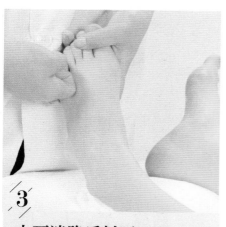

3 内耳迷路反射区

用单食指叩拳法顶压内耳迷路反射
区 2 ~ 5 分钟，以局部酸痛为宜。

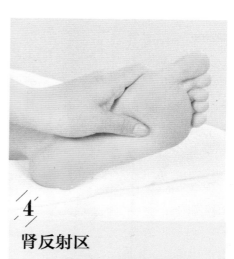

4 肾反射区

用拇指指腹推压法推压肾反射区
2 ~ 5 分钟，以局部酸痛为宜。

糖尿病：调节脏腑，降糖降脂

糖尿病是由于血中胰岛素相对不足，导致血糖过高，出现糖尿，进而引起脂肪和蛋白质代谢紊乱的内分泌代谢性疾病。临床上可出现多尿、烦渴、多饮、多食、消瘦等表现，持续高血糖可导致眼、肾、心血管系统及神经系统的损害及其功能障碍或衰竭。

糖尿病的足部病理特征

- 脚　底 ___ 足弓肿大。脚底干燥粗糙，且呈现不自然的红色，脚没有弹性。
- 膝　盖 ___ 膝盖后方粗大，且肌肉扎实，看不出膝盖的位置。
- 脚　背 ___ 脚踝线条不明显，脚纤细，脚背却很高。

图示穴位及反射区

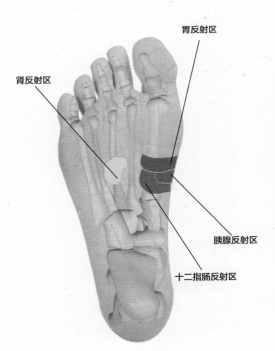

肾反射区

胃反射区

胰腺反射区

十二指肠反射区

操作方法

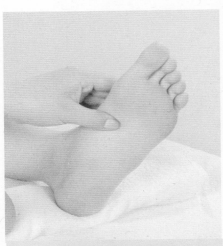

胃、胰腺、肾、十二指肠反射区

用拇指指腹按压法按压以上反射区各 2 ~ 5 分钟，以局部酸痛为宜。

老年性白内障：补益肝肾，明目退翳

老年性白内障是后天性白内障常见的一种，易发于四十岁以上的中老年人，主要表现为视力减退、视物模糊、怕光、看物体颜色变暗甚至重影等。中医认为，肾主藏精，肝主藏血而开窍于目，五脏六腑之精华，皆上注于目，故本病关键在肝肾之虚。

老年性白内障的足部病理特征

○ **视　诊** ___ 足部眼反射区有瘀斑。

○ **触　诊** ___ 触摸足部眼反射区处温度较正常低。

图示穴位及反射区

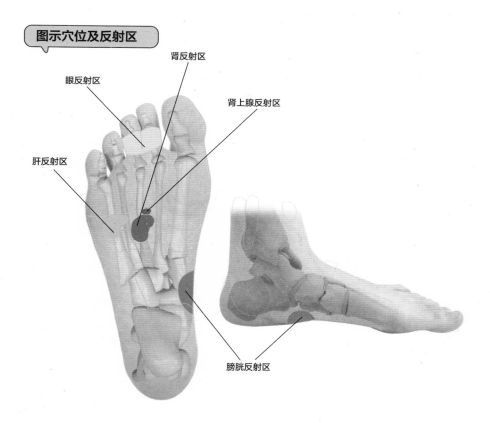

肾反射区

眼反射区

肾上腺反射区

肝反射区

膀胱反射区

操作方法

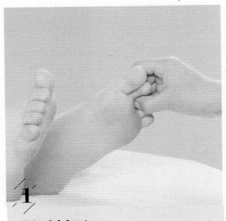

1 眼反射区

用掐法掐按眼反射区2～5分钟，以局部酸痛为宜。

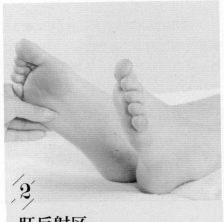

2 肝反射区

用拇指指腹按压法按压肝反射区2～5分钟，以局部酸痛为宜。

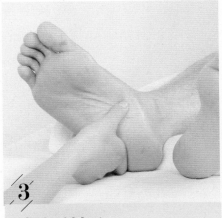

3 膀胱反射区

用拇指指腹推压法推压膀胱反射区2～5分钟，以局部酸痛为宜。

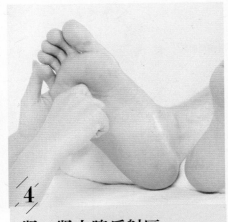

4 肾、肾上腺反射区

用单食指叩拳法顶压肾反射区和肾上腺反射区各2～5分钟。

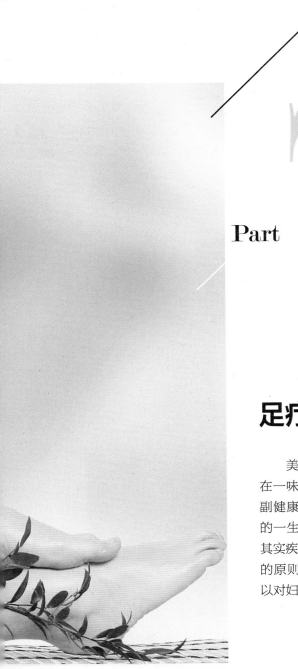

Part

7

足疗缓解妇科病症

　　美丽，是女人一生的追求。然而很多女性在一味地追求外表美的同时，却忽略了拥有一副健康的身体。妇科常见病几乎伴随某些女性的一生，并会严重影响女性朋友的生活质量。其实疾病并不可怕，只要本着"三分治，七分养"的原则，每天按按足部的穴位和反射区，就可以对妇科病症有所缓解。

Foot

月经不调：养血调经，调内分泌

月经不调是指月经的周期、经色、经量、经质发生了改变。如垂体前叶或卵巢功能异常，就会发生月经不调。中医认为本病多由肾虚而致冲任功能失调，或肝热不能藏血、脾虚不能生血等而致。

月经不调的足部病理特征

◦ **脚　跟** ___ 脚跟比脚踝更突出，阿基里斯腱不明显。

◦ **膝　盖** ___ 脚纤细，膝盖宽大。膝盖内侧有赘肉。

◦ **脚　踝** ___ 在内外踝骨上，多出了一个类似踝骨的凸起。

图示穴位及反射区

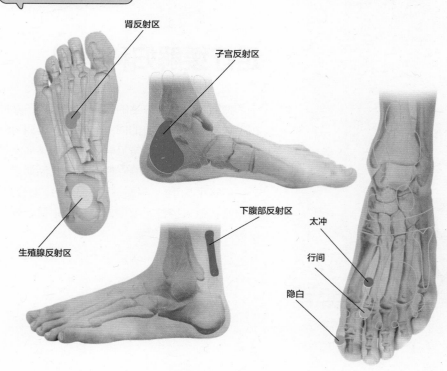

肾反射区

子宫反射区

生殖腺反射区

下腹部反射区

太冲

行间

隐白

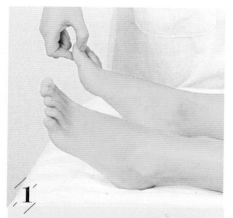

1 隐白穴、行间穴和太冲穴

用拇指指尖掐按隐白穴、行间穴和太冲穴，每穴掐按 1 ~ 3 分钟。

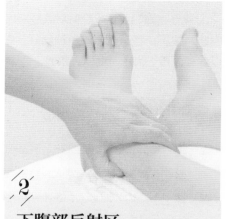

2 下腹部反射区

用拇指指腹按压法按压下腹部反射区 2 ~ 5 分钟，以局部酸痛为宜。

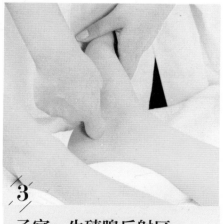

3 子宫、生殖腺反射区

用单食指叩拳法顶压子宫反射区和生殖腺反射区，各 2 ~ 5 分钟。

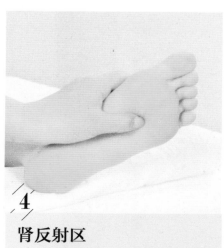

4 肾反射区

用掐法掐按肾反射区 2 ~ 5 分钟，以局部酸痛为宜。

痛经：调经止痛，养宫理血

痛经是指妇女在月经前后或经期出现下腹部或腰骶部剧烈疼痛，严重时伴有恶心、呕吐、腹泻，甚至昏厥的一种病症。中医认为本病多因情志郁结，或经期受寒饮冷，以致经血滞于胞宫，或体质素弱、胞脉失养引起。

痛经的足部病理特征

○ **脚　跟** ── 脚跟比脚踝更突出，阿基里斯腱不明显。

○ **膝　盖** ── 脚纤细，膝盖宽大。膝盖内侧有赘肉。

○ **脚　踝** ── 在内外踝骨上，多出了一个类似踝骨的凸起。

图示穴位及反射区

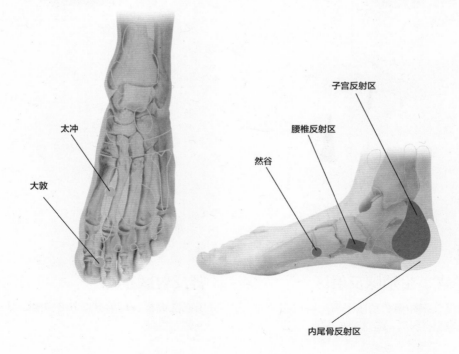

太冲

大敦

子宫反射区

腰椎反射区

然谷

内尾骨反射区

操作方法

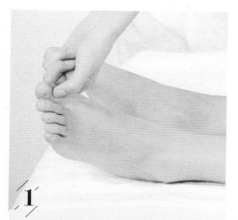

太冲穴、大敦穴

用掐法掐按太冲穴、大敦穴，各2~5分钟，以局部酸痛为宜。

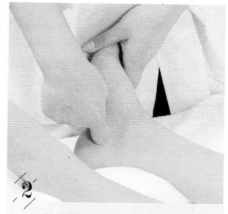

子宫反射区

用单食指叩拳法顶压子宫反射区2~5分钟，以局部酸痛为宜。

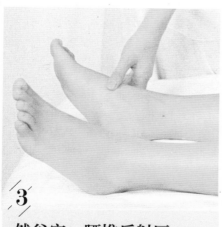

然谷穴、腰椎反射区

用推压法推压然谷穴和腰椎反射区，各2~5分钟，以局部酸痛为宜。

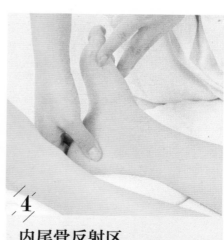

内尾骨反射区

用拇指指腹按压法按压内尾骨反射区2~5分钟，以局部酸痛为宜。

闭经：行气活血，疏通经血

　　闭经是指妇女应有月经而超过一定时限仍未来潮的症状。正常女子一般 14 岁左右月经来潮，凡超过 18 岁尚未来潮者，为原发性闭经。月经周期建立后，又停经 6 个月以上者，为继发性闭经。其多为内分泌系统的月经调节功能失常、子宫因素以及全身性疾病所致。

闭经的足部病理特征

◦ **视　诊** ＿ 子宫、卵巢、输卵管反射区通常可见青筋暴露、极浅瘀斑。
◦ **触　诊** ＿ 子宫、卵巢、输卵管反射区常有压痛或者小结节。

图示穴位及反射区

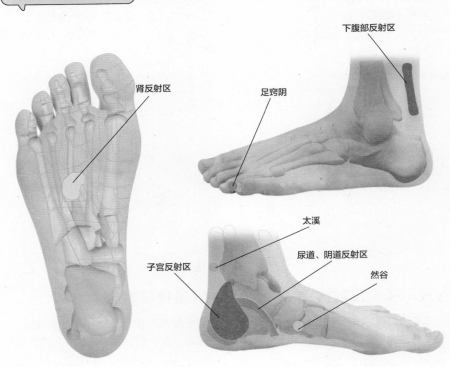

肾反射区

下腹部反射区

足窍阴

太溪

尿道、阴道反射区

然谷

子宫反射区

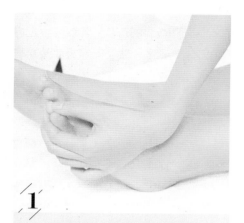

足窍阴穴、然谷穴

用手指指尖掐按足窍阴穴、然谷穴，每穴3～5分钟，以局部酸痛为度。

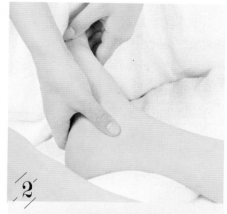

尿道、阴道反射区

用拇指指腹按压法按压尿道、阴道反射区2～5分钟，以局部酸痛为宜。

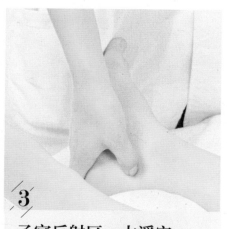

子宫反射区、太溪穴

用掐法掐按子宫反射区和太溪穴各2～5分钟，以局部酸痛为宜。

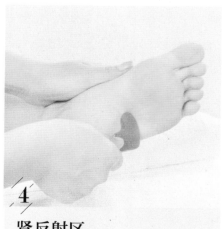

肾反射区

用刮压法刮压肾反射区2～5分钟，以局部酸痛为宜。

乳腺增生：消肿散结，活络止痛

乳腺增生是女性最常见的乳房疾病，其发病率占乳腺疾病的首位。乳腺增生是指正常乳腺小叶生理性增生与复旧不全，乳腺正常结构出现紊乱。它是既非炎症又非肿瘤的一类病，临床表现为乳房疼痛、乳房肿块及乳房溢液等。

乳腺增生的足部病理特征

◦ 视　诊 ___ 乳腺反射区可见斑丘、皮屑。
◦ 触　诊 ___ 乳腺反射区可触及条索状物。

图示穴位及反射区

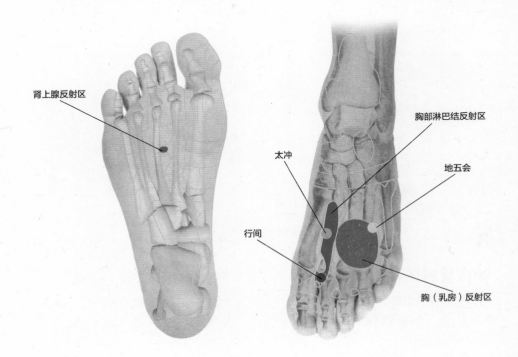

肾上腺反射区

太冲

行间

胸部淋巴结反射区

地五会

胸（乳房）反射区

操作方法

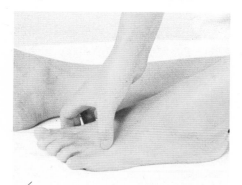

1
地五会穴、太冲穴
用指尖掐按地五会穴和太冲穴，每穴2～3分钟，以局部温热为宜。

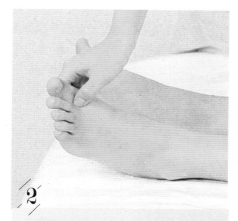

2
行间穴
用拇指指腹揉按行间穴，有刺痛感，左右各1～3分钟。

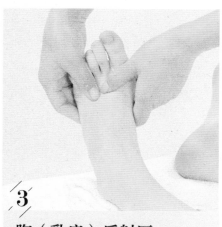

3
胸（乳房）反射区
用拇指指腹按压法按压胸（乳房）反射区2～5分钟，以局部酸痛为宜。

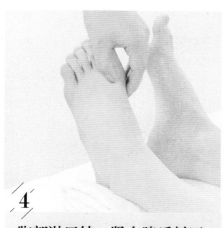

4
胸部淋巴结、肾上腺反射区
用掐法掐按胸部淋巴结反射区和肾上腺反射区，各2～5分钟。

❧ Foot ❧

阴道炎：消炎止痒，利尿通淋

　　阴道炎是阴道黏膜及黏膜下结缔组织的炎症，是妇科常见疾病。临床上以白带的性状发生改变以及外阴瘙痒、灼痛为主要表现，感染累及尿道时，可有尿痛、尿急等症状。患者平时要注意保持外阴清洁干燥，避免搔抓；勤换内裤，并用热水进行洗涤。

阴道炎的足部病理特征

- 视　诊 ___ 尿道、阴道、肾、淋巴结反射区可有皮肤颜色及纹理色泽上的改变。
- 触　诊 ___ 尿道、阴道、肾、淋巴结反射区可触及气体样、颗粒样物及块状物。

图示穴位及反射区

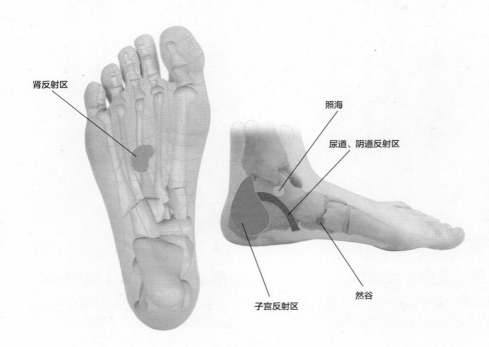

肾反射区

照海

尿道、阴道反射区

子宫反射区

然谷

操作方法

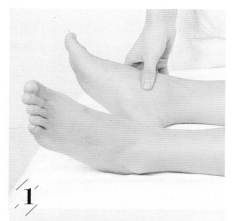

1

照海穴、然谷穴

用拇指指腹按压法按压照海穴、然谷穴2～5分钟，以局部酸痛为宜。

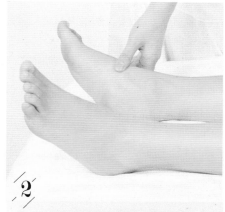

2

尿道、阴道反射区

用拇指指腹推压法推压尿道、阴道反射区，各2～5分钟。

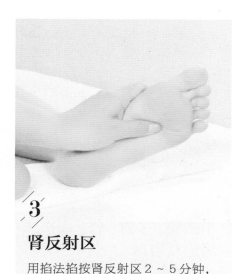

3

肾反射区

用掐法掐按肾反射区2～5分钟，以局部酸痛为宜。

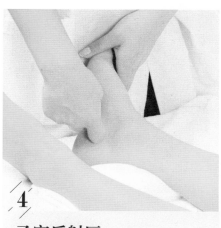

4

子宫反射区

用单食指叩拳法顶压子宫反射区2～5分钟，以局部酸痛为宜。

盆腔炎：消炎止痛，调理经带

盆腔炎指女性上生殖道及其周围组织的炎症，主要包括子宫内膜炎、输卵管炎、输卵管卵巢脓肿、盆腔腹膜炎。经期卫生不良、产后或流产后感染，以及宫腔内手术操作后感染是引起盆腔炎的常见病因。

盆腔炎的足部病理特征

◦ **视　诊** ＿＿ 盆腔反射区可有皮肤颜色及纹理色泽上的改变。

◦ **触　诊** ＿＿ 盆腔反射区可触及气体样、颗粒样物及块状物。

图示穴位及反射区

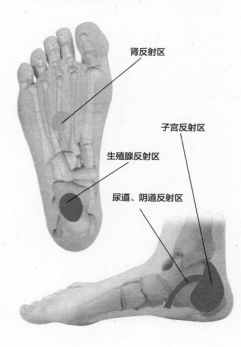

肾反射区
子宫反射区
生殖腺反射区
尿道、阴道反射区

操作方法

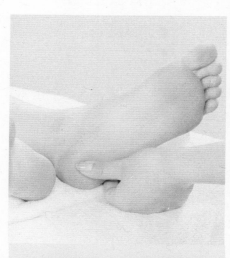

生殖腺、子宫、肾、尿道、阴道反射区

用拇指指腹推压法推压以上反射区，各2～5分钟，以局部酸痛为宜。

带下病：利水燥湿，调经止带

　　带下病指阴道分泌多量或少量的白色分泌物，有臭味及异味，色泽异常，常与生殖系统局部炎症、肿瘤或身体虚弱等因素有关。中医学认为本病多因湿热下注或气血亏虚，致带脉失约、冲任失调而成。

带下病的足部病理特征

○ 视　诊 ___ 下腹部、子宫、肾上腺反射区可有皮肤颜色及纹理色泽上的改变。
○ 触　诊 ___ 下腹部、子宫、肾上腺反射区可触及气体样、颗粒样物及块状物。

图示穴位及反射区

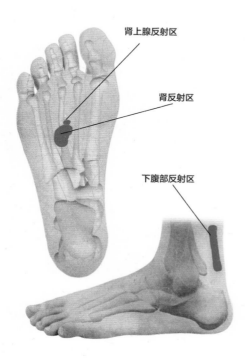

肾上腺反射区

肾反射区

下腹部反射区

操作方法

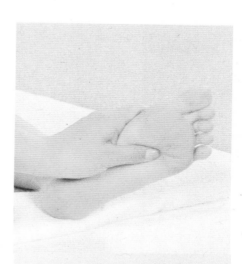

下腹部、肾上腺、肾反射区

用拇指指腹按压法按压以上反射区，各 2～5 分钟，以局部酸痛为宜。

Foot

不孕症：养宫护巢，调内分泌

临床上将不孕症分原发性不孕和继发性不孕两种。同居 3 年以上未受孕，为原发性不孕；婚后曾有过妊娠，相距 3 年以上未受孕，为继发性不孕。不孕是由多种因素引起的，一般多由于流产、妇科疾病、压力过大和减肥等引起。

不孕症的足部病理特征

◦ **脚 底** ___ 脚跟大。脚跟和其周围的肌肤干燥粗糙，脚拇指大，偏向第二脚指的方向。
◦ **脚 踝** ___ 脚背高，踝骨不明显，从脚踝开始突然变粗。

图示穴位及反射区

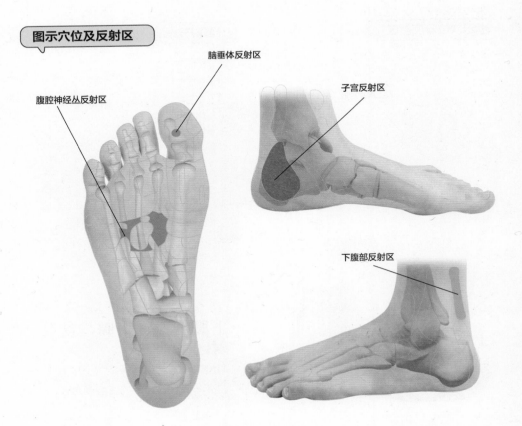

脑垂体反射区

腹腔神经丛反射区

子宫反射区

下腹部反射区

操作方法

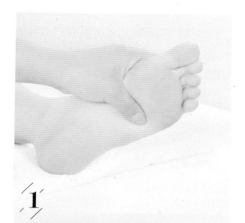

1 腹腔神经丛反射区

用拇指指腹推压法推压腹腔神经丛
反射区2~5分钟，以局部酸痛为宜。

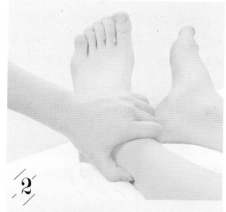

2 下腹部反射区

用掐法掐按下腹部反射区2~5分
钟，以局部酸痛为宜。

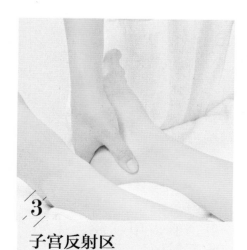

3 子宫反射区

用拇指指腹按压法按压子宫反射区
2~5分钟，以局部酸痛为宜。

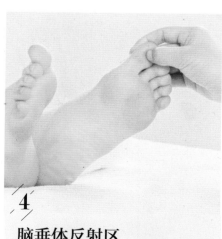

4 脑垂体反射区

用掐法掐按脑垂体反射区2~5分
钟，以局部酸痛为宜。

Foot

更年期综合征：调理肝肾，宁心静气

更年期综合征是指女性从生育期向老年期过渡期间，因卵巢功能逐渐衰退，导致人体雌激素分泌量减少，从而引起植物神经功能失调，以代谢障碍为主的一系列疾病。其多发于 45 岁以上的女性，主要临床表现有月经紊乱、不规则、潮热、心悸等。

更年期综合征的足部病理特征

○ 视　诊 __ 脚掌偏红、光润，常可见脱皮、丘疹、瘀斑等。

○ 触　诊 __ 子宫、生殖腺、甲状腺、胰腺、肾等反射区有不同程度的压痛或结节、条索状物或泥沙样物。

图示穴位及反射区

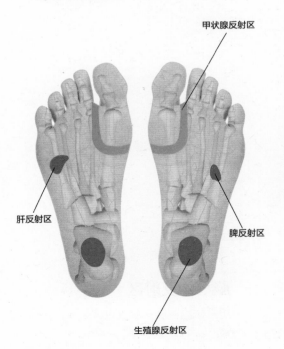

甲状腺反射区

肝反射区

脾反射区

生殖腺反射区

操作方法

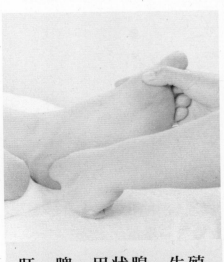

肝、脾、甲状腺、生殖腺反射区

用单食指叩拳法顶压以上反射区，各 2 ~ 5 分钟，以局部酸痛为宜。

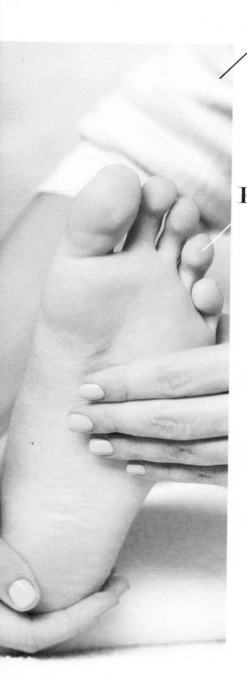

Part 8

足疗缓解男科病症

　　据统计，我国目前有一千多万男性患有不同程度的男科病症，尤为关键的是，男科病患者数量仍在呈上升趋势。男科疾病加重了患者的精神负担，影响工作、学习、生活，使患者的夫妻关系紧张甚至家庭破裂等，造成终生遗憾。按摩足部可以辅助治疗男科疾病，有养生保健的功效，从而促进夫妻生活和谐。

Foot

遗精：益肾固精，益气助阳

遗精是指无性交而精液自行外泄的一种男性疾病。睡眠时精液外泄为梦遗，清醒时精液外泄为滑精，梦遗和滑精统称为遗精。一般成年男性遗精一周不超过 1 次属正常的生理现象。

遗精的足部病理特征

○ 视　诊 ___ 前列腺、肾、生殖腺反射区可有纹理色泽上的改变，肤色无华，足形无力。
○ 触　诊 ___ 前列腺、肾、生殖腺反射区可有压痛。

图示穴位及反射区

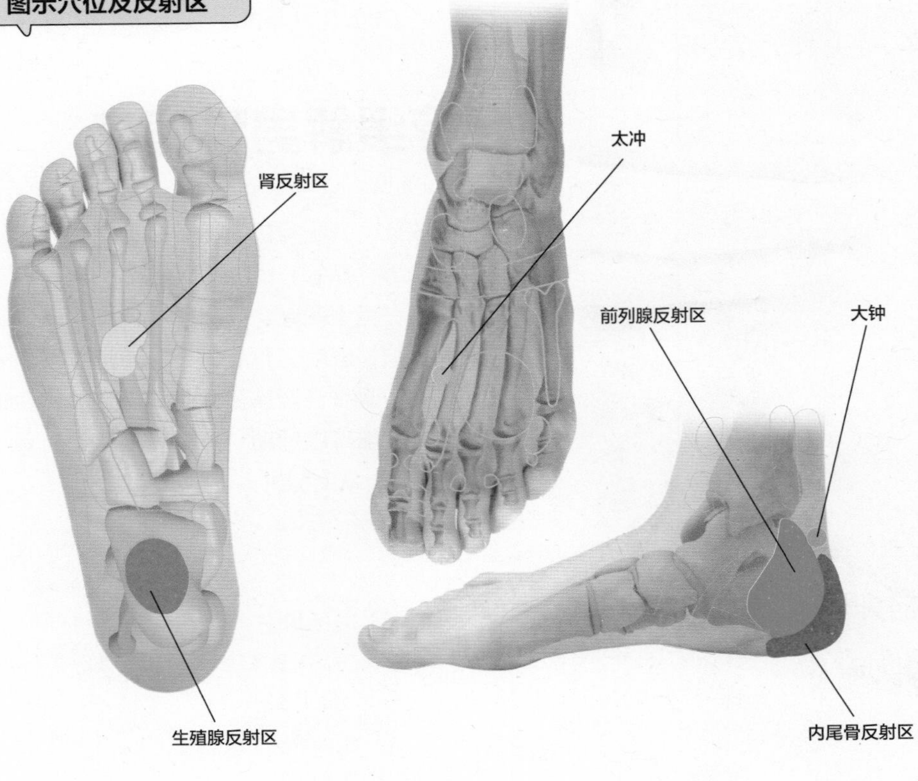

肾反射区

太冲

前列腺反射区

大钟

生殖腺反射区

内尾骨反射区

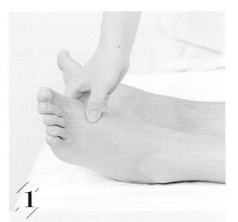

太冲穴

用拇指指尖垂直掐按太冲穴1~3分钟，以有酸、胀、痛感为宜。

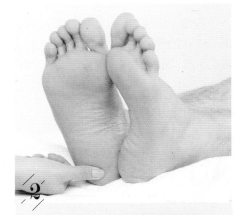

大钟穴、生殖腺反射区

用拇指指腹按压大钟穴和生殖腺反射区，各1~3分钟。

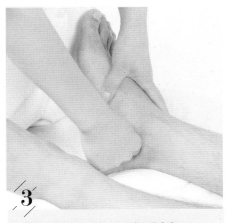

前列腺、内尾骨反射区

用单食指叩拳法顶压前列腺反射区和内尾骨反射区，各2~5分钟。

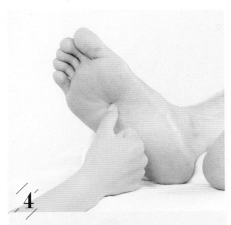

肾反射区

用掐法掐按肾反射区2~5分钟，以局部酸痛为宜。

早泄：强肾益阳，补火益精

早泄是指性交时间极短，或阴茎插入阴道就射精，不能正常进行性交的一种病症，是一种最常见的男性性功能障碍。中医认为多由于房劳过度或频繁手淫，导致肾精亏耗，肾阴不足，相火偏亢，或体虚羸弱，虚损遗精日久，肾气不固，导致肾阴阳俱虚所致。

早泄的足部病理特征

○ 视　诊 __ 生殖腺反射区有丘疹，皮肤粗糙，足形乏力，色泽无华。
○ 触　诊 __ 肾、睾丸、输精管和生殖腺等反射区有不同程度的压痛和小结节。

图示穴位及反射区

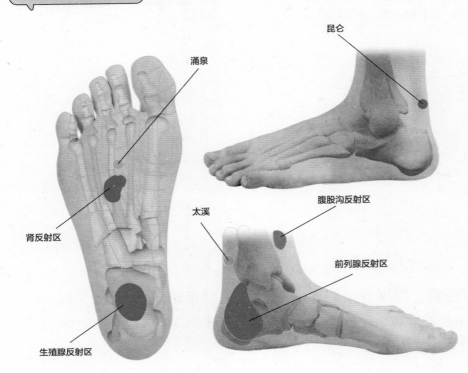

昆仑

涌泉

腹股沟反射区

肾反射区

太溪

前列腺反射区

生殖腺反射区

操作方法

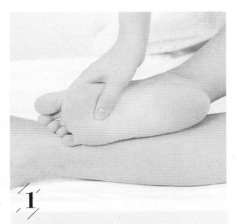

1 涌泉穴

用拇指指腹反复推压涌泉穴3分钟，以穴位有酸胀感为宜。

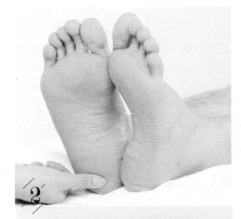

2 太溪穴、生殖腺反射区

用拇指指腹按压法按压太溪穴和生殖腺反射区，各2～5分钟。

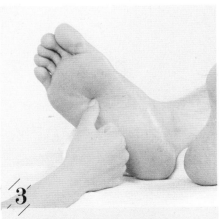

3 昆仑穴、肾反射区

用掐法掐按昆仑穴和肾反射区，各100～200次，以局部酸痛为度。

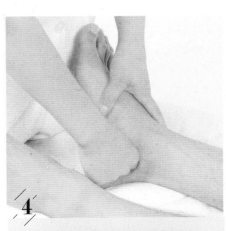

4 腹股沟、前列腺反射区

用单食指叩拳法顶压腹股沟反射区和前列腺反射区，各2～5分钟。

Foot

阳痿：补火助阳，补益肾气

　　阳痿即勃起功能障碍，是指在企图性交时，阴茎勃起硬度不足以插入阴道，或阴茎勃起硬度维持时间不足以完成满意的性生活的病症。男性阴茎勃起是一个复杂的过程，与大脑、激素、情感、神经、肌肉和血管等都有关联。

阳痿的足部病理特征

◦ **视　诊** ___ 生殖腺反射区有丘疹，皮肤粗糙，足形乏力，色泽无华。

◦ **触　诊** ___ 肾、睾丸、输精管和生殖腺等反射区有不同程度的压痛和小结节。

图示穴位及反射区

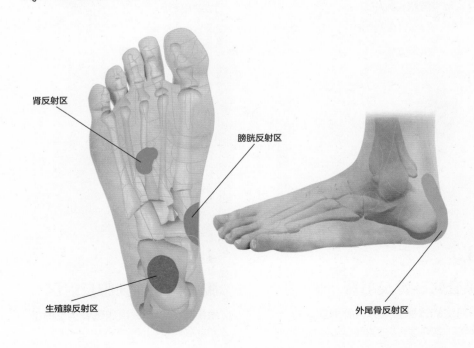

肾反射区

膀胱反射区

生殖腺反射区

外尾骨反射区

操作方法

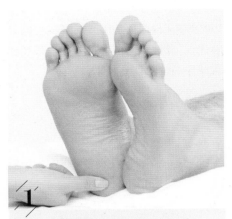

生殖腺反射区

用拇指指腹按压法按压生殖腺反射区，由轻渐重，按压 3 ~ 5 分钟。

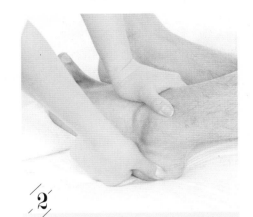

外尾骨反射区

用拇指指腹按压法按压外尾骨反射区 2 ~ 5 分钟，以局部酸痛为宜。

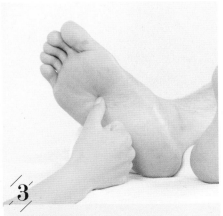

肾反射区

用掐法掐按肾反射区 1 ~ 3 分钟，以局部酸痛为宜。

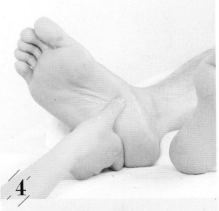

膀胱反射区

用拇指指腹推压法推压膀胱反射区 2 ~ 5 分钟，以局部酸痛为宜。

前列腺炎：利尿通淋，消炎强肾

　　前列腺炎是成年男性常见病之一，是由多种复杂原因和诱因引起的前列腺的炎症。前列腺炎以尿道刺激症状和慢性盆腔疼痛为其主要表现，其中尿道症状为尿急、尿频，排尿时有烧灼感，排尿疼痛，可伴有排尿终末血尿或尿道脓性分泌物等。

前列腺炎的足部病理特征

- **视　诊** ── 前列腺、肾、膀胱反射区可有丘疹，皮肤粗糙，足形乏力，色泽无华。
- **触　诊** ── 前列腺、肾、膀胱反射区有不同程度的压痛和病理小结节。

图示穴位及反射区

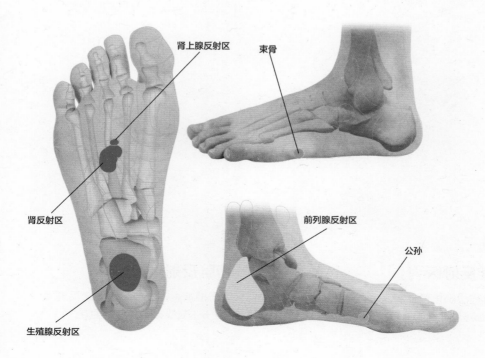

肾上腺反射区

束骨

肾反射区

前列腺反射区

公孙

生殖腺反射区

操作方法

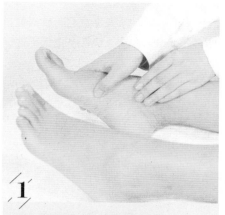

1
公孙穴、束骨穴
用拇指指尖垂直掐按公孙穴和束骨穴，各按揉 1 ~ 3 分钟。

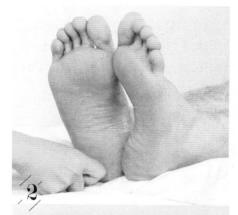

2
生殖腺反射区
用单食指叩拳法顶压生殖腺反射区 2 ~ 5 分钟，以局部酸痛为宜。

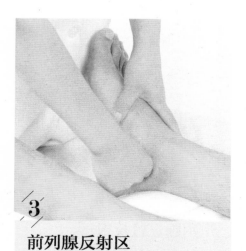

3
前列腺反射区
用单食指叩拳法顶压前列腺反射区 2 ~ 5 分钟，以局部酸痛为宜。

4
肾、肾上腺反射区
用单食指叩拳法顶压肾反射区和肾上腺反射区各 2 ~ 5 分钟。

不育症：补肾益气，添精益阳

不育症指正常育龄夫妇婚后有正常性生活，长期不避孕，却未生育的一种病症。在已婚夫妇中发生不育者有 15%，其中单纯男性因素为 30% 左右。男性多由于男性内分泌疾病、生殖道感染、男性性功能障碍等引起。

不育症的足部病理特征

◦ **视　诊** ___ 生殖腺、肾反射区有丘疹，皮肤粗糙，足形乏力，色泽无华。
◦ **触　诊** ___ 肾、睾丸、输精管和生殖腺等反射区有不同程度的压痛和小结节。

图示穴位及反射区

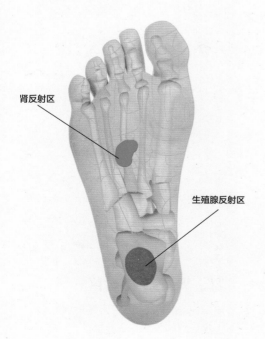

肾反射区

生殖腺反射区

操作方法

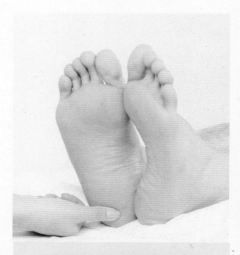

生殖腺、肾反射区

用拇指指腹按压法按压以上反射区，各 2 ~ 5 分钟，以局部酸痛为宜。

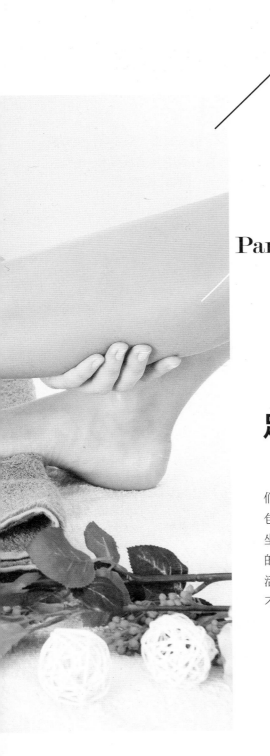

Part 9

足疗缓解颈肩腰腿痛

颈肩腰腿痛是临床常见病、多发病，对人们的工作和生活影响极大。常见的颈肩腰腿痛包括颈椎病、肩周炎、腰椎间盘突出、腰肌劳损、坐骨神经痛、骨质增生等疾病。每天睡前泡脚的同时，按按足部的穴位和反射区，可以舒筋活络，缓解身体酸痛，有效缓解颈肩腰腿痛的不适症状。

颈椎病：活血止痛，通经活络

　　颈椎病多因颈椎骨、椎间盘及其周围纤维结构损害，致使颈椎间隙变窄，关节囊松弛，内平衡失调所致。主要临床表现为头、颈、肩、臂、上胸背疼痛或麻木、酸沉、放射性痛、无力，上肢及手的感觉明显减退，部分患者有明显的肌肉萎缩。

颈椎病的足部病理特征

◦ 视　诊 ___ 足部颈椎反射区可见皮肤色泽和纹理的明显改变。
◦ 触　诊 ___ 足部颈椎、头、肩关节反射区有明显压痛。

图示穴位及反射区

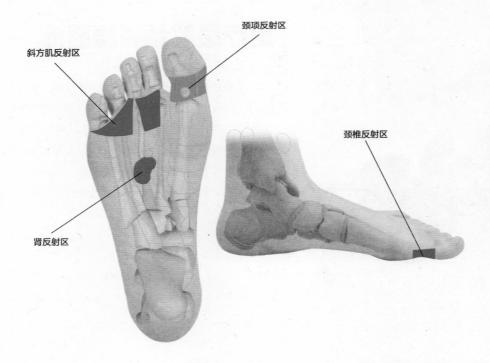

斜方肌反射区
颈项反射区
颈椎反射区
肾反射区

操作方法

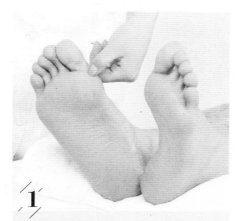

1 颈椎反射区

用掐法掐按颈椎反射区2～5分钟，以局部酸痛为宜。

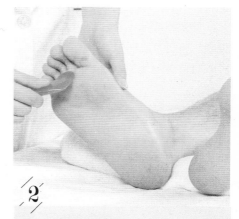

2 斜方肌反射区

用刮压法刮压斜方肌反射区2～5分钟，以局部酸痛为宜。

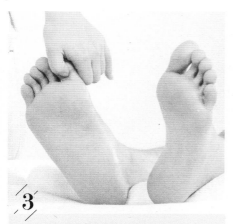

3 颈项反射区

用拇指指腹按压法按压颈项反射区2～5分钟，以局部酸痛为宜。

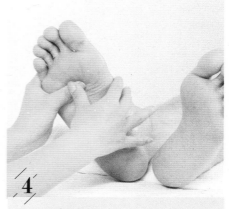

4 肾反射区

用拇指指腹按压法按压肾反射区2～5分钟，以局部酸痛为宜。

Foot

腰痛：舒筋活络，护腰止痛

腰酸背痛是指脊柱骨和关节及其周围软组织等病损的一种症状，常用以形容劳累过度。日间劳累加重，休息后可减轻，日积月累，可使肌纤维变性，甚而少量撕裂，形成疤痕或纤维索条或粘连，遗留长期慢性腰背痛。

腰痛的足部病理特征

◦ **视　诊** ___ 通常脚背较高，且脚易变形。扁平足的人也比较容易患腰痛。

◦ **糖尿病引起的腰痛** ___ 脚弓鼓起。

图示穴位及反射区

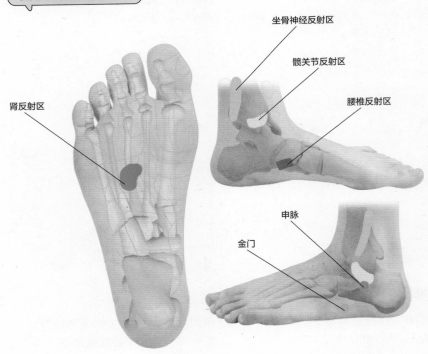

坐骨神经反射区

髋关节反射区

腰椎反射区

肾反射区

申脉

金门

操作方法

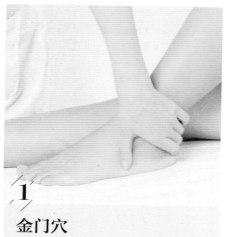

1 金门穴

将拇指指腹置于金门穴上，掐按
3～5分钟，以局部有酸胀感为宜。

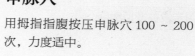

2 申脉穴

用拇指指腹按压申脉穴100～200
次，力度适中。

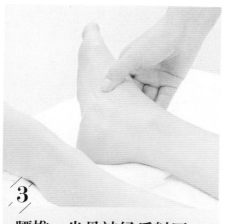

3 腰椎、坐骨神经反射区

用拇指指腹按压法按压腰椎反射区
和坐骨神经反射区，各2～5分钟。

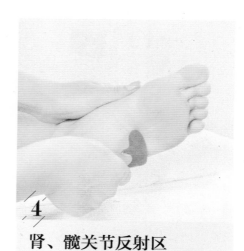

4 肾、髋关节反射区

用刮压法刮压肾反射区和髋关节反
射区，各2～5分钟。

Foot

肩周炎：消炎止痛，通经活络

肩周炎是肩部关节囊和关节周围软组织的一种退行性、炎症性的慢性疾患。主要临床表现为肩关节疼痛，昼轻夜重，活动受限，日久肩关节肌肉可出现废用性萎缩。中医认为本病多由气血不足，营卫不固，风、寒、湿之邪侵袭肩部经络引起。

肩周炎的足部病理特征

◦ **视　诊** ___ 足部肩、肩胛骨、头、颈等反射区可有明显纹理与色泽上的改变。
◦ **触　诊** ___ 足部肩、肩胛骨、头、颈等反射区有明显压痛。

图示穴位及反射区

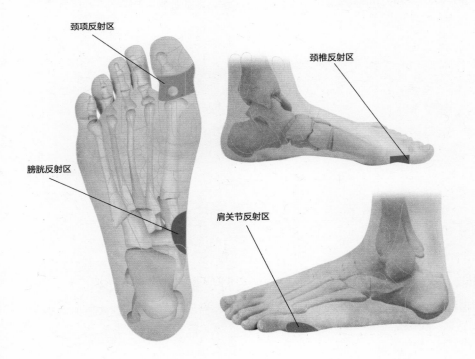

颈项反射区

颈椎反射区

膀胱反射区

肩关节反射区

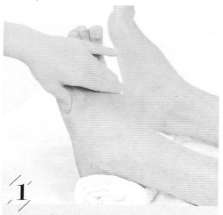

1 肩关节反射区

用拇指指腹按压法按压肩关节反射区2~5分钟，以局部酸痛为宜。

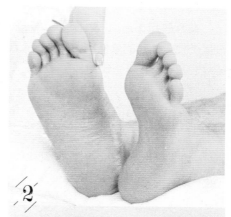

2 颈椎反射区

用拇指指腹按压法按压颈椎反射区2~5分钟，以局部酸痛为宜。

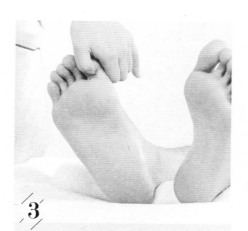

3 颈项反射区

用拇指指腹按压法按压颈项反射区2~5分钟，以局部酸痛为宜。

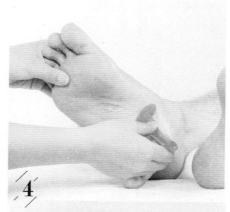

4 膀胱反射区

用刮压法刮压膀胱反射区2~5分钟，以局部酸痛为宜。

急性腰扭伤：活血化瘀，强腰止痛

　　急性腰扭伤是由于腰部的肌肉、筋膜、韧带等部分软组织突然受到外力的作用，过度牵拉所引起的急性损伤。临床表现有伤后立即出现剧烈疼痛、腰部无力、疼痛为持续性，严重者可造成关节突骨折和隐性脊椎裂等疾病。

急性腰扭伤的足部病理特征

○视　诊 ___ 足部腰椎、髋关节等反射区可有明显纹理与色泽上的改变。

○触　诊 ___ 足部腰椎、髋关节等反射区有明显压痛。

图示穴位及反射区

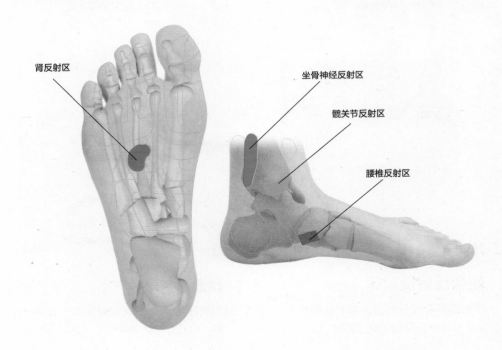

肾反射区

坐骨神经反射区

髋关节反射区

腰椎反射区

操作方法

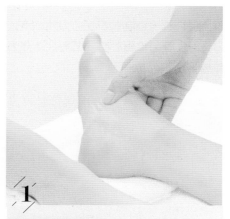

1

腰椎反射区

用拇指指腹按压法按压腰椎反射区2～5分钟，以局部酸痛为宜。

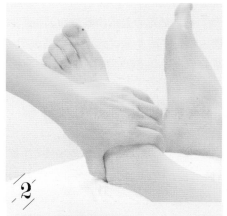

2

髋关节反射区

用拇指指腹推压法推压髋关节反射区2～5分钟，以局部酸痛为宜。

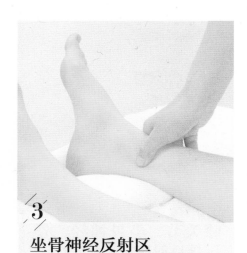

3

坐骨神经反射区

用拇指指腹按压法按压坐骨神经反射区2～5分钟，以局部酸痛为宜。

4

肾反射区

用拇指指腹按压法按压肾反射区2～5分钟，以局部酸痛为宜。

Foot

膝关节痛：通利关节，活络止痛

膝关节疼痛是指由各种原因引起的膝关节部位疼痛的一种疾病。膝关节发生病变、膝关节受寒冷刺激、运动不当造成扭伤、走路习惯不良等都会引起膝关节疼痛。患者膝关节一般会出现钝痛，并伴有沉重感、酸胀感、瘀滞感、活动不适等。

膝关节痛的足部病理特征

◦ **视 诊** ___ 足部膝关节、外尾骨等反射区可出现干燥、脱屑。
◦ **触 诊** ___ 足部膝关节、外尾骨等反射区可有压痛。

图示穴位及反射区

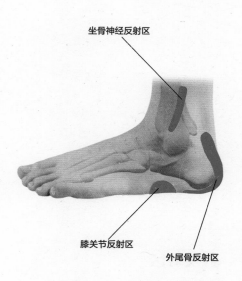

坐骨神经反射区

膝关节反射区

外尾骨反射区

操作方法

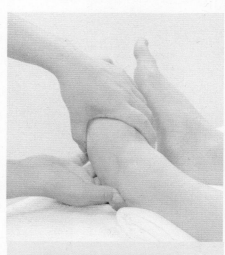

膝关节、坐骨神经、外尾骨反射区

用拇指指腹按压法按压以上反射区，各 2 ~ 5 分钟，以局部酸痛为宜。